许尤佳教授说
儿童长高秘诀

许尤佳 著

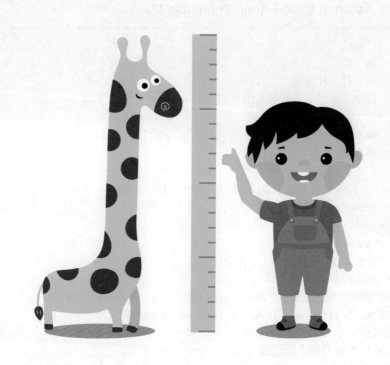

SPM
南方传媒

广东科技出版社
全国优秀出版社

· 广州 ·

图书在版编目（CIP）数据

许尤佳教授说儿童长高秘诀 / 许尤佳著 . — 广州：
广东科技出版社，2022.11（2024.10 重印）
ISBN 978-7-5359-7952-0

Ⅰ . ①许⋯　Ⅱ . ①许⋯　Ⅲ . ①儿童—身高—生长发育—
基本知识　Ⅳ . ① R339.31

中国版本图书馆 CIP 数据核字（2022）第 179174 号

许尤佳教授说儿童长高秘诀
Xu Youjia Jiaoshou Shuo Ertong Zhanggao Mijue

出 版 人：严奉强
策划编辑：高　玲
责任编辑：高　玲　杜怡枫
装帧设计：深圳市弘艺文化运营有限公司
特约编辑：陈　喆
责任校对：陈　静
责任印制：彭海波
出版发行：广东科技出版社
　　　　　（广州市环市东路水荫路 11 号　邮政编码：510075）
销售热线：020-37607413
https://www.gdstp.com.cn
E-mail：gdkjbw@nfcb.com.cn
经　销：广东新华发行集团股份有限公司
印　刷：广州市东盛彩印有限公司
　　　　　（广州市增城区新塘镇上邵村第四社企岗厂房A1 邮政编码：510700）
规　格：787 mm×1 092 mm　1/16　印张15　字数250 千
版　次：2022 年 11 月第 1 版
　　　　　2024 年 10 月第 3 次印刷
定　价：69.80 元

如发现因印装质量问题影响阅读，请与广东科技出版社印制室联系调换（电话：020-37607272）。

目录

第 ❶ 章
概念篇

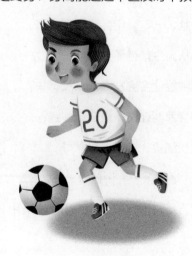

第❷章
自测篇

第❸章
喂养篇

CONTENTS

第 4 章
食谱篇

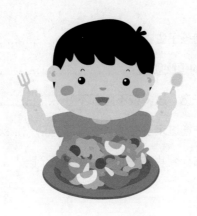

第❺章
进补篇

第❻章
睡眠与运动篇

CONTENTS

第 **7** 章
情志篇

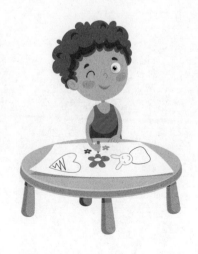

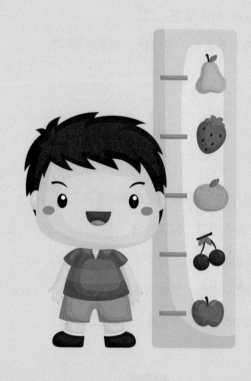

第❶章　概念篇

　　想让孩子长高长壮，是不少家长的期盼。我们不妨先从"扫雷"开始，本章先做个"助长小热身"，从家长们最常问、最基础的儿童长高问题聊起。其中不乏家长们在养育孩子时遇到的误区——及时予以规避，是帮助孩子正确助长的第一步！

第❶节 🍀

正确理解孩子身高意味着什么？不盲目助长

我在儿科临床工作，已有30多年丰富经验，遇见过成千上万的孩子和为孩子担心的家长。在常年的儿科一线工作中，我逐渐发现，对孩子的身高感到焦虑的家长越来越多。

在我还是孩子的那个年代，生活资源远没有现在丰富，那时的家长是如何判断孩子长得好的呢？"长得胖=养得好"。一些老一辈家长夸孙子、孙女长得好，也总是爱用"白胖白胖"来形容。

这个标准放到现在，估计得有一些年轻家长不乐意了。越来越多的家长逐渐意识到儿童肥胖对孩子生长发育的影响，转而更关注孩子更多样的生长发育问题。同时，也有更多家长开始觉得孩子"长得高=养得好"，于是常来咨询让孩子少生病、快长高、体质变好的方法。

从追求胖到追求高，是我们社会发展好、物质资源更加富足的体现。我也鼓励家长用积极的心态、正确的方法为孩子助长。孩子身高体重达标，身形匀称结实，通常也意味着孩子整体体质好。这类孩子往往也比较好养，日常也比较少生病，属于家长们最羡慕的"省心宝宝"。

但是，我却发现有些家长过于焦虑孩子的身高问题。

比如，有的父母双方都不太高的情况下，急切地希望我能开适合孩子的助长食疗方；还有的孩子瘦小多病，家长盲目地给孩子用一些补品，结果导致孩子性早熟的。

先不说错误的助长方法会"揠苗助长"，导致孩子的骨骺线提前闭合，错失长高的时机。家长本身焦虑的情绪，也会无形中传递给孩子。

我就曾面诊过类似的案例。

一位家长面诊时，当着孩子的面很焦虑地诉说孩子的情况：孩子很瘦小，身高体重在班里排倒数；孩子受生长发育影响，性格又比较胆小，经常在班里受欺负，所以很自卑。

在我看来，孩子的情绪、性格的形成，与自身体质、家长给予的情志呵护都有很大关系，在家长眼里的胆小怕事，很可能是本身气虚质导致的；至于3～4岁的孩子就对自身身高有自卑心理，多少也与家长潜移默化的影响有关。

除了调理体质，我也给这位家长开了个方：

不要再在孩子面前对孩子的外在特征表达不满。身高暂时偏矮并不是孩子的缺点。在日常生活中更要多夸赞孩子的优点，给孩子树立积极的心态，这样也有利于孩子自信、乐观性格的养成，更容易融入其他小朋友的圈子之中。

正确理解孩子的身高意味着什么？

很多家长问我： 孩子身高体重增长缓慢，现在身高低于标准身高，如果不干预会不会耽误孩子？

这里也需要纠正家长的一个观点：我们讨论孩子的生长发育，不能笼统地称之为"长高"。

其实，孩子的身高只是生长发育的其中一个表现。家长应该分开理解生长和发育。所谓生长，是孩子体格的变化，主要包括身高体重、骨骼肌肉，是人体的有形之物的变化；发育，指的是身体器官功能上的成熟，同时也包括孩子智力的演变。

生长发育之生长是指体格的变化，相当于中医之阴；而发育相当于中医之阳，是指人之气，如脾气、肾气、肺气等，就是西医的功能活动。

所以，我希望家长不要只关注身高单一参数，更要关注如何增强孩子脏腑机能、开发智力、呵护情志等各个方面，这也是我所希望本书能真正带给各位家长的育儿知识和心灵抚慰。

第 ❷ 节 🍀

爸妈偏矮，孩子的身高能"逆袭"吗？

一句俗语吓坏了不少家长："爹矮矮一个，娘矮矮一窝。"爸爸妈妈都不高，那宝宝岂不是命中注定小矮个？

这里先给大家避个"雷"：

任何补品、营养品、保健品、药物、汤方……但凡打包票能让孩子长高个的，都是"智商税"，千万别给孩子尝试！用了轻则无效，重则有副作用。

那爸妈都偏矮的孩子，身高上就真的只能认命吗？好消息是，矮个的爸妈也可能养出比家长双方都高的孩子。

什么是遗传身高预测公式？

遗传身高预测公式（The Corrected Midparental Height，后简称CMH）所预测的是孩子的遗传身高，得出的数据所体现的是孩子的遗传潜力，其中既涵盖父母双方纯遗传因素的影响，也考虑到后天环境因素的影响，在临床中普遍用于儿童身高鉴别诊断和治疗监测。

有学者在CMH公式的基础上，提出新的遗传身高预测公式(The Final Height for Parental Height，简称FPH)，经国内部分地区验证，FPH公式对我国儿童遗传身高的预测更准确、合理。

> **FPH 遗传身高预测公式**
>
> **男孩身高=45.99+0.78×（父身高+母身高)÷2±5.29厘米**
> **女孩身高=37.85+0.75×（父身高+母身高)÷2±5.29厘米**

比如，若孩子爸爸身高有175厘米，妈妈身高162厘米，则男孩的身高在172～182厘米之间；女孩的身高在159～169厘米之间。家长们看到这，也可以按照公式估算一下孩子的遗传靶身高。

遗传身高预测公式真能准确预测孩子的身高吗?

据统计,遗传身高预测公式的准确率高达95%。也就是说,仍有5%的孩子不符合遗传身高预测公式的计算规律。

现实生活中,可能也会存在一些极少数的特殊情况,比如,父母身高都高的情况下,孩子因为生长激素缺乏导致矮小。即使父母中有矮小相关的疾病,孩子尽早干预、治疗,也会让孩子身高高于父母,达到理想身高。

所以,遗传身高预测公式得出的数值空间,基本可以作为孩子成年后身高的参考,但孩子是否能达到中间值甚至理想最高值,则受到很多后天环境要素的影响。

需注意,先天禀赋决定孩子 7 成身高

研究表明,孩子身高70%由父母决定,且和妈妈的身高有更密切关系。我之前和家长开玩笑:想知道孩子未来高不高,先看看妈妈高不高吧——这一影响因素在遗传身高预测公式中并没有显示出来。

不过,考虑到现在物质条件比过去丰富,很多孩子能从小获得充足营养,加上现在家长也更注重孩子的体能锻炼,用对助长的方法,我也见过不少孩子初中阶段就比父母高一大截。

回到最开始的问题,爸妈偏矮,孩子的身高能"逆袭"吗?

是有这个可能的。决定孩子身高的3成后天环境因素,给予家长们很大的发挥空间——事关饮食、进补、睡眠、运动、情志、生病用药等多方面。而其中家长最容易学会、上手操作的,也最容易见到成效的,就是从喂养做起,顾护好孩子的脾胃消化。这些我在之后的章节都会详细讲述。家长要学会这些助长的方法,不放过每个替孩子助长的机会。

第❸节 🍀

孩子脚丫大、出现 "生长痛"，肯定能长高个？

养娃路上，不少家长听过类似的传言：想知道孩子以后个子高不高，观察孩子的脚丫就知道——如果孩子脚丫大，那家长们就放心吧，孩子以后肯定是个大高个。

除了看脚丫，民间还衍生出不少"身高预测法"，还自有一套逻辑自洽的解释。比如说：之所以脚丫大的孩子长得高，是因为脚板越大，所承受的重量也越大，孩子自然能长得结实、个高。

还有观察孩子脖子是否细长——脖子细长的孩子，整体身高发育也会与脖子的长度相协调，孩子以后肯定能长高个。

胳膊长、小腿长、膝盖高……这些都能成为安抚家长们的"高个"特征。身高与臂展有相关性，而人的大腿、小腿也有一定比例，小腿越长、大腿也长，孩子长大后整体身形就比较高挑。

类似的传言还有很多，我也遇到过很多原本深信这些传言，后期却为此而苦恼、怀疑的家长。比如，我曾见过一个13岁的孩子，家长眼见孩子的脚丫长得快，身高却不太见长，担心孩子可能青春期发育不良。

在给这个孩子面诊后，我安慰孩子家长说："孩子身高体重都在正常范围，整体状况也不错，脾胃消化也不错，继续保持。孩子青春期发育很可能会出现'先长脚丫，再长身高'的发育趋势，男孩又比女孩发育得更晚一点。可能过1～2年，孩子的身高优势就出现了。"

那么，前面所说的这一系列传言，真的如不少家长所认为的那样，是孩子身高的"预言"吗？

孩子脚长确实与身高有一定相关性

人的身高是脚长的6.6~7倍，这个标准是根据大量成年人身高与脚长的样本推算出来的，对成年人的身高预测有一定参考价值，但对孩子来说，生长发育十分迅速，在婴儿期、青春期这两个阶段，身高体重甚至月月不同。脚长、臂长、手长……并不能完全推断出孩子未来成年后的身高。

其中，当青春期来临之时，脚长的迅速增长会早于身高的猛增。女孩在12岁以后、男孩在13.7岁以后，双脚的生长速度才开始减慢，轮到身高的数值"突飞猛进"——如果孩子平时摄取的营养比较丰富，这个身高突增的年龄还会更早一些。

因此，很多人常说，"长个儿先长脚"，是有一定道理的，但不能理解为"脚大必高个"，因脚的大小跟遗传、日常的跑跳运动、负重时长等密切关联。我们身边就有不少人，身高很高，却长着一双小脚；有的人脚大，个子却不算高。

与之相似的一些传言，比如胳膊长、小腿长、膝盖高的孩子，长大后肯定是高个……这些特征和身高都有一定相关性，但误差大，也不太准确。

要是有亲朋好友说孩子脚大、臂长、腿长，以后肯定个高——不妨把这种夸赞当作美好的祝福，对孩子生长发育、未来身高有隐忧的家长，心中对孩子身高的压力也会减轻一些。

孩子时不时生长痛，也能长高个？

经常有家长问：孩子白天生龙活虎，一蹦三尺高，但总是到夜里就莫名其妙地喊腿疼胳膊疼，必须一直按摩才能睡着。第二天早上就没事了。明明没有爬山，没有过度运动，也没有磕碰摔跤，没有瘀青红肿，是怎么回事呢？

其实这种症状，就是家长们既熟悉又陌生的——四肢生长痛。

生长痛，顾名思义，是孩子在童年快速生长期特有的一种肢体疼痛，属于正常的生理现象。生长痛一般发生在2～12岁之间。少数生长期较长的孩子，12岁之后仍可能出现疼痛。

很多家长见到孩子疼痛不适，往往很紧张、特别担心。其实只要孩子四肢疼痛多在半夜发生，常常持续几个晚上又无故"自愈"；发作时，膝盖、脚踝关节、膝关节处，或麻或痛，程度有轻有重，可能连续疼痛几个晚上就会消失，且腿部没有红肿，按压腿部肌肉也不会疼痛，不会影响走路，这就是生长痛，可以区别于其他疼痛，一般也无需去医院。

小贴示

如果出现以下症状和类似疼痛，家长就要重视，学会排查。

关节炎：关节疼痛，皮下出现红肿。

骨肿瘤：出现剧痛或钝痛；疼痛部位肿或能摸到包块；运动或抬高部位时疼痛明显；疼痛持续时间长，且白天也会疼痛。

骨裂：按压有疼痛，受伤部位红肿发热。

此外，如果孩子身体的同一部位疼痛持续1个月或更久，须及时就医。

那么，是否孩子腿越痛，就能长得越高呢？

这个说法，应该只是用来安慰被生长痛折磨的孩子的。四肢生长痛的程度，并不决定孩子的长高速度。孩子的身高，与遗传、平时摄入营养、睡眠等因素有关，而生长痛只是孩子特定年龄中正在生长的一个外显表现。有些孩子经常腿疼痛，但不见长得高；有些孩子不怎么腿疼痛，个子也长得快。生长痛是因人而异的。

还有的家长错把生长痛当成缺钙，这也是不太准确的。

四肢生长痛的本质，是骨骼、肌肉、神经发育不同步导致牵拉的疼痛，与钙的代谢有一定关系，但不一定就是缺钙。钙充足的孩子，同样可能出现生长痛。

其实，只要日常科学喂养、保持消化良好，现在的孩子一般很少会缺钙了。如果因为生长痛而过度地给孩子补钙，可能会让孩子食欲不振、恶心、便秘、消化不良，影响肠道对营养物质的吸收。

长期（时间超过半年）过度补钙，孩子还可能出现轻微腰痛，严重的还可能有肉眼血尿，或可能造成肾结石，对孩子以后的生长发育将会造成很大的影响。

孩子要是出现生长痛，可以按摩和热敷缓解

可以先轻轻按摩膝盖等疼痛部位。按摩的手法有一定讲究：中医认为，膝盖内侧经脾经，膝盖外侧经胃经。孩子腿部、膝盖周边生长痛，可以用大拇指、食指、中指，从膝盖上3寸缓慢揉捏至膝盖下，如此揉捏5~10分钟。注意按摩时揉捏的力度，能够减轻疼痛又不干扰孩子入睡。等揉捏完了，再用毛巾热敷疼痛部位。

除此之外，孩子生长痛还会导致出现注意力不集中和一些行为问题，性格也会出现反常变化，如具有攻击性、焦躁、好动等。可以理解，孩子身体不适，影响日常生活作息，情志自然也会受影响。这需要家长耐心呵护疏导。

家长可以转移孩子注意力，不要让孩子过多集中关注疼痛的部位。比如，给孩子听音乐、玩玩具、讲故事，适度玩耍，缓解孩子情绪。

总的来说，孩子的生长痛不是什么大事。家长要做的，就是对其有正确的认知，并学会一些缓解疼痛的方法。

第❹节 🍀

孩子太胖、太瘦，都会影响身高？

过去，老一辈的家长往往会觉得孩子"胖点是福"，总是希望孩子多吃点。但实际上，我们日常饮食十分丰富，甚至过剩，很多孩子更是集家长们万千宠爱于一身，吃穿用度都是非常好的。但这样养出的孩子真的就身体健康了吗？恰恰相反，这类孩子不仅有超重的风险，整体体质也很可能偏弱，免疫力、抗病能力比较低。这是很多胖宝宝身上的常见问题。

至于另一种孩子：瘦瘦小小、脸色发黄、鼻梁有青筋、身高体重不达标……这类孩子更让家长操心。补品、保健品没少给孩子吃，但效果不明显；带孩子出去锻炼运动，也总是没走几步就喊累、要抱。

孩子太胖、太瘦，肯定不是好事，对孩子的生长发育都有直接影响。有类似烦恼的家长，常和我探讨调理孩子体重的方法，常常问我如何给孩子减重或增重，在我的家长群中，不少家长还会互相调侃，孩子的体重，真是"旱的旱死，涝的涝死"呀。

而且，多项研究表明，孩子太胖、太瘦，都会对身高有直接影响！

超重肥胖儿童会导致生长黄金期提前结束

中国是青少年和儿童超重肥胖人数最多的国家，超重肥胖的青少年和儿童接近4000万人。《中国居民营养与慢性病状况报告（2020年）》显示，中国6岁以下的儿童超重肥胖达到10%。

孩子超重肥胖，有的家长一开始并不会发现，甚至反而觉得孩子是"结实""高大"。研究表明超重肥胖的孩子，在青春期前几年的时间内，生长速度确实会比同龄孩子快，这也让不少家长放松警惕，觉得孩子胖点是好事。

殊不知，这也会导致孩子的骨骺板加速成熟，骨骺线提前闭合，骨龄提前。孩子被过度的营养揠苗助长，"生长黄金期"青春期也会比同龄孩子提前结束。

有的家长就遇到过类似的问题："明明孩子小学的时候长得很壮实，比同龄孩子高足足半个头；但等到了初中、高中阶段，反而不怎么长个了。"其实就是家长误把肥胖当结实，导致孩子青春期身高的增长速度减缓，甚至提前结束。

科学依据表明，体质指数（Body Mass Index，简称BMI）越高，青春期身高增长越小。超重肥胖的孩子成年后，身高也很可能和父母身高预测出的遗传靶身高相差较大。

更不用说，超重肥胖对孩子生长发育、身体健康影响极大，容易导致孩子出现O型腿、外八字、糖尿病、高血脂、高血压、性早熟、内分泌失调、呼吸道疾病等问题，有些是不可逆、不可恢复的伤害，甚至对性格、情志造成不良的影响。

喂养不当，只是孩子超重肥胖的原因之一

《素问·五脏生成》指出："脾主运化水谷之精，以生养肌肉，故主肉……肉也者，所以主一身之肥瘦。"很多家长都知道，脾胃虚弱会让孩子吸收不好、生长迟缓、个子瘦小，但还有一点家长可能都没有意识到，就是脾虚也会引起孩子肥胖。

孩子脾胃虚弱，运化无力，吃进去的食物日久不化，有余的部分化为膏脂，积蓄体内。脾积住了、堵住了，该排出体外的排不出，该代谢的代谢不掉，而胃里又不断增加东西，最后形成僵局。营养全都堆积在脾胃里，这就是痰湿过剩，导致孩子肥胖。越早出现这种现象的孩子，生长发育越可能受到不良的影响，如免疫力低容易患病，过敏、注意力不集中等逐渐出现。

除此之外，很多家长忽略了孩子心理健康的发展对身体的影响。

中医将心理因素对身体的影响称之为情志。孩子情志受损，容易引起身体的气机升降出入失常，水液运化失衡，酿生痰湿。痰湿积聚在皮下，久而久之就肥胖臃肿。同时，现代科学研究也表明，情感创伤、精神紧张等造成孩子胆小、依赖、孤僻，都是肥胖的诱因。就正如成年人的"压力型肥

胖"，俗称的"过劳肥"，也是这样的道理。

临床上，我见过很多超重肥胖儿童都是痰湿体质，这些孩子很容易出现积食，不及时消食导滞，就容易感冒、咳喘，严重的还会发展成慢性支气管炎、支气管哮喘。久而久之，孩子的体质就会变得很差，动不动就生病，病了也很难好。

如何判断孩子是否痰湿体质：

√ 面色苍白，形体偏胖；

√ 肌肉不结实、松软、腹部肥满；

√ 容易积食、厌食，消化不好，吃了水果、吃太饱后容易拉肚子；

√ 嗜睡，睡着了容易有鼾声；

√ 容易累，走两下就要家长抱，总是懒洋洋的；

√ 大便稀烂、不成形；

√ 面部皮肤油脂较多，多汗且黏；

√ 容易患慢性支气管炎、支气管哮喘、咳喘等症；

√ 舌象：齿痕舌、厚白腻苔。

因此，调理孩子超重肥胖，不能像一些成年人一样"挨饿"；更建议从体质入手，调理好孩子衣食住行、情志等方面，才能让孩子从根本上改善身体素质，生长发育方面也能得到较为理想的发展。可以这样做：

① 饮食以清淡为主

饮食以清淡为主，记住"儿为虚寒"，用好我的"许氏10秒消化判断法"，少糖、少油、少盐。不要让孩子吃得太快，尽量细嚼慢咽。尽量少吃糖果、糕点、饮料、炸鸡等肥甘厚腻之物，少吃生冷寒凉的食物，可以多吃杂粮、素菜、水果，如小米、燕麦、薏苡仁、包菜、紫菜、洋葱、枇杷、扁豆、赤小豆等。食物宜采用蒸、煮的方式烹调，适量增加蛋白质食物，如瘦肉、鱼、鸡蛋、豆类及豆制品。尽量做到饮食均衡好消化，有积食苗头应及时消食导滞。

② 消化好时健脾益气、化痰祛湿

家长可以在孩子消化好时，帮孩子健脾益气、化痰祛湿。一些祛湿利水的食材如海带、绿豆、冬瓜、薏米等都是偏寒凉的，不太适合直接给痰湿体质的孩子食用。可以用好陈皮这一道食材，陈皮性温，味苦、辛，归肺、脾经，能理气健脾，又能燥湿化痰。只要孩子没有明显热气的表现，就可以使用。另外，茯苓、土茯苓、炒扁豆、炒薏米、芡实等均为不错的健脾祛湿食药材。

最简单的用法，是给消化好、无病痛的孩子每周用5克太子参和2克陈皮泡水喝，每周1～2次，这个食疗饮能健脾益气，1岁以上的孩子就能用。大一点的孩子，还可以用一些陈皮相关的食疗方：

陈皮饮

材料： 陈皮3克，去心莲子10克，白果5～8克，冰糖5克。

做法： 白果去壳、去膜、劈开，浸泡30分钟以上，再将陈皮、莲子、白果、冰糖放入锅中，加约400毫升水，大火烧开后转小火煲30分钟，滤去渣饮汤水即可。每周不超过2次。

功效： 理气健脾。适用于胃部胀满、消化不良、食欲不振的症状。

适宜年龄： 3岁以上孩子，对证、少量多次分服。蚕豆病可服。

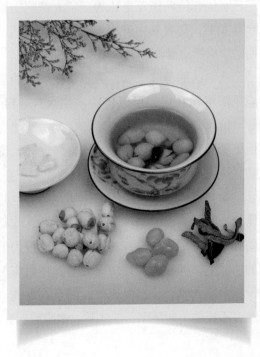

小贴示

给孩子进行健脾益气等保健食补，一定要在孩子消化状况不错的时候进行，这样才不会给脾胃造成伤害。具体如何给孩子科学的喂养，避免积食不消化，我将在本书第2章详细介绍方法。

除此之外，保证一定的运动量和充足的睡眠、呵护好情志等，都是家长调理痰湿体质、虚胖的孩子时需要注意的养护要点。

不可忽略的一点是，家长要让孩子认识到肥胖的危害，不能歧视、打骂，更不能在平时的语言和行动中伤害肥胖的孩子，而是要让孩子认识到肥胖的危害，激发孩子减肥的心态，让孩子配合，这也是情志的合理呵护。

瘦小不长，往往也是过度喂养导致的

胃口太好、吃得太多，也会导致孩子瘦小、易生病。为什么这么说？这就要从中医儿科的视角和大家讲起。

明代儿科名医万全认为："太饱则伤胃，太饥则伤脾。"孩子经常太饱或者太饿，都容易生疳积，就是俗话说的"生积"。疳积的病因其实就是长期的脾胃严重受伤。

从中医的角度来看，脾负责把气血能量运输到全身，脾伤了搬不动了，能量都堆积在胃，所以胃会产生火气，经常给孩子发送"要吃东西"的信号。但是脾胃受伤，脾胃不和，无法运化，吃得再多再好，营养也去不了其他脏腑器官。长此以往，身体会慢慢开始虚弱，孩子就会变得又瘦又容易生病。这就是中医所讲的从胃积到脾积、胃强脾弱的成因。

要知道，孩子天生虚寒体质，脾胃也是偏虚寒，天生脾常不足，因此消化食物的能力弱。吃多、吃寒、吃杂、吃得过于补益厚腻，不仅不能起到帮助孩子很好地生长发育、提高自身免疫力的作用，而且还会损伤脾胃。脾胃的功能差，无法把食物转化成营养精微布输到全身，吃再贵重的补品，营养价值再高的食物，都是无效，甚至有害的。这一点，先天禀赋好的孩子要注意，不好的（如早产、低体重、多胞胎、高龄生育的孩子）就更应注意了。

所谓免疫力，也就是中医常说的正气，是脾胃化生的产物。脾胃往往因为过重的负担"罢工"。比如，一些成年人或大龄孩子适合的补品、食物，即使分量减半，家长自觉已经很小心翼翼了，但对小孩子来说也是过量，甚至不适合的。

在物质条件丰富的年代，基本上很少孩子会缺乏食物，也基本不存在经常饿肚子的状态。所以，现在大多数孩子出现"疳积"或脾胃受损的情况，都是吃得太多太饱，日积月累导致的。

什么是"疳积"？孩子不爱吃饭，或哪怕每天喂养的食物很丰富，但孩子却怎么都养不胖，长得瘦瘦小小黄黄的，这就是疳积最显著的外在特征。

在古代，疳积能和麻疹、天花、惊风并列，被称为对儿童损害最严重的儿科四大要证之一。听起来有些吓人，实际上家长也的确要引起重视。它是由喂养不当或多种疾病影响，导致脾胃受损而形成的一种慢性疾病，相当于西医说的营养不良。

"积为疳之母""无积不成疳"，这和蚁穴溃堤是一个道理。疳积的"演变史"，最初往往是从家长对孩子脾胃缺乏合理呵护开始的。

看到孩子吃得多吃得欢，家长就高兴，觉得这一定是好事。未曾想小儿的体质特点就是脾常不足，天生脾虚，胃的受纳和脾的运化功能弱。一旦饮食喂养方法不合理，就很容易出现积食。反复积食，时间久了，孩子的脾胃功能就更弱，脾虚就更厉害，到了一定程度，就产生了疳积。北宋儿科名家钱乙就明确指出："疳皆脾胃病，亡津液之所作也"。

减少孩子疳积的发生，主要靠家庭预防，家长应做到以下 5 点

① 定期检查孩子的各项生长发育指标，如身高、体重、乳牙数目等，尽早发现小儿在生长发育上的偏离，尽早就医、加以矫治。

② 积极预防治疗各种传染病及感染性疾病，特别是肺炎、腹泻，保证孩子胃肠道的正常消化吸收功能。

③ 合理安排孩子的生活作息时间，常开展户外活动及体育锻炼，增强体质。

④ 合理的饮食喂养。

⑤ 生病时的合理用药保健。

总的来说，孩子的身高、体重问题，多与错误喂养有关。有一句俗语叫作"多吃是福"，但家长经常遗忘了下半句话叫"善吃是智"。中医的养生强调一切事物都不要过度，对于孩子的照顾也是一样。家长在饮食上的过度"呵护"，对于孩子们来说，很容易变成一味"毒药"。

想要孩子生长发育好、少生病、健健康康？在这个不缺食物的时代，从吃入手，吃得对比吃得好更重要。

第**5**节

每年都带孩子测骨龄，有这个必要吗？

儿童骨骼发育与年龄是相对应的。每过1年，孩子的生理年龄就增加1岁。正常情况下骨骼的生长速度和年龄增长速度大体一致，哪怕因后天养育的原因，出现细微偏差，整体也不会相差太大。

如果发现孩子生长发育"异常"，有的家长就会考虑带孩子去医院测骨龄，看看孩子的生理年龄和骨骼年龄是否差距较大；还有家长会带孩子测骨密度，想找到发育"异常"背后的原因。

很多家长咨询我关于测骨龄、测骨密度是否有必要的问题，我建议家长们先思考两个问题：

第一，家长眼中孩子的生长发育"异常"，是否只是家长过度紧张？

第二，测骨龄、测骨密度是否真的适合孩子？

用X线测骨龄无法准确预测身高，并非所有孩子都适合

测骨龄其实没有一些家长想象中的那么"高大上"，实际上就是给孩子的左手拍X线片，根据X线片上显示的骨骼状态与标准图谱进行对比，由此判断出孩子的骨骼年龄。

不过，不建议年龄太小的孩子去测骨龄，测出来的数值没有太大参考价值，6岁以下的孩子骨骼发育往往有很大空间，通常医生也不会建议去测骨龄；6岁以上、家长怀疑生长发育"异常"的孩子，也要先由专业医生评估，再确定是否需要测骨龄。

哪些情况下，孩子需要测骨龄呢？

①	怀疑孩子性早熟，尽早带孩子就医，在医生建议下考虑测骨龄。比如，女孩 8 岁前、男孩 9 岁前开始出现第二性征发育，很可能会导致骨骼发育提前，生长周期大大缩短，可以通过骨龄检测判断。
②	过度肥胖的孩子也建议去测骨龄，肥胖儿童雌性激素更多，会加速骨骺线闭合，导致前期用力过猛、比同龄人高、骨骼发育快，但后期发育提前结束，反而落后同龄人一大截。
③	孩子如果身高体重长期不达标，十分矮小，而且很长时间身高没有明显变化，建议带孩子就医，咨询医生是否需要测骨龄。

一般来说，正常的骨龄和孩子的生理年龄相差不会超过1岁。但如果发现孩子的骨龄异常，无论是推迟还是提前，都要引起重视，需要在医生指导下找到骨龄异常原因，确定后续的治疗方案。

还有的家长想要通过测骨龄预测孩子的身高，其实没有太大必要。身高体重数值处于正常区间的孩子，没有必要测骨龄。可以看出，骨龄检测只能判断孩子骨骼发育的状况，并不能准确预测孩子成年后的身高。比如，有的孩子父母身高偏矮，哪怕骨龄正常，可能最终的身高也不会特别高，更何况，孩子身高增长还受后天多方面影响。

说到底，测骨龄只是一种排查孩子生长发育是否异常的医疗手段，没必要作为定期检测健康孩子生长发育的工具，每年给孩子测1次。如果怀疑孩子生长发育异常，也并不能单靠测骨龄解决。科学养育孩子，发现"疑似异常"及时就医、遵医嘱，才是不耽误孩子长高的关键。

测骨密度对绝大多数孩子来说就是"智商税"

从事临床儿科多年，我收到过不少家长六神无主的求助："带体质弱、瘦瘦小小的孩子去医院，医生建议查骨密度，检测结果过低！"有的甚至只有1%！有这类焦虑的家长，首先要了解，骨密度测试究竟是什么？

骨密度又称骨矿密度，是单位体积（体积密度） 或单位面积（ 面积密度） 所含的骨量。简单理解，骨密度所反映的是骨骼内钙质沉着的程度。

骨骼的生长是一个漫长的过程。孩子成年前，骨骼都是不断构建、塑形的。其中，钙质是骨矿物质的主要成分。因此，骨密度是评估骨钙含量的重要指标。按照这个思维理解，骨密度高意味着骨骼强韧，反之则意味着骨骼较脆弱。但是，这个指标对孩子并不适用。

临床医学中，检测骨密度指标主要看T值，也就是将所测得的骨密度与正常年轻人群比较得出的数值（正常年轻人群骨密度-受测者骨密度=T值）。根据世界卫生组织推荐的标准，T值大于或等于-1，都属于正常范围。如果T值在-1～-2.5之间，属于骨量减少；如果T值小于等于-2.5为骨质疏松。

但是，孩子的骨骼还在生长发育阶段，测试出的骨密度数值绝大多数都是比正常年轻人群小的，也是正常的，不具备参考意义。而国际上目前并没有儿童骨密度测量的标准数值。

临床上测量骨密度主要是为有脆性骨折的成年人、X线影像检测发现有骨质疏松的成年人，女性65岁以上、男性70岁以上的老年人等人群准备的检测项目。这意味着，花钱带孩子测骨密度，参照对比的是成年人骨组织成分，但成年人和孩子的骨组织成分本身就有很大差异，这种对比完全没有意义。

和骨骺线闭合的成年人不一样，处于生长发育黄金期的孩子，骨骺线会拉长增粗，骨骼钙化不完全，骨组织水分含量高，各种矿物质含量自然相对偏低。

所以，身高体重达标的健康宝宝测骨密度，发现骨密度检测结果偏低，完全不需要担心，这只是孩子长身体的表现。如果你家孩子只是体质偏弱，很容易感冒，因为喂养不当的缘故脾胃虚弱导致瘦小……并且孩子也没有反复骨折、骨畸形、X线提示骨量减少等情况，其实不需要花"冤枉钱"去测骨密度。

曾经有个病例： 有一名4岁多的孩子腿型不好，有比较明显的X形腿，家长想带孩子测骨龄，后来被医生劝阻了。

孩子2岁前，站立、双脚并拢时，两侧膝关节分开是生理性膝内翻，形成"生理性O形腿"是正常的。随着生理性O形腿的自然矫正，可能会出现不同程度的膝外翻，形成"X形腿"，这种生理性变异多在5~8岁逐渐消失，无需测骨龄，且大多不需要用矫正器。家长更不要不经医生诊察判断，自行给孩子绑腿，用外力强行纠正。

小贴示

什么样的孩子需要进行骨组织方面的专业测试呢？

普通射线检查提示骨质疏松；

骨骼畸形（比如方颅、鸡胸、病理性O形腿等）；

复发性骨折；

全身性长期使用糖皮质激素；

慢性肾病或骨代谢性疾病；

地中海贫血等。

这类孩子可以参考临床测量骨密度的方法：

① 双能X射线吸收法（Dual Energy X-ray Absorptiometry，简称DEXA）；

② 定量计算机断层扫描（Quantitative Computed Tomography，简称QCT）；

③ 定量超声；

④ 核磁共振；

⑤ X线平片。

其中，DEXA测量时间短、精密度高、辐射量较低，是目前临床首选推荐的检测骨密度的方法；另外，定量超声无辐射、操作简便且价格便宜，也是应用最广泛的检测方法。

第 6 节

孩子生长发育缓慢，需要打生长激素吗？

不少家长是由球星梅西了解到"助长针"，甚至因此动过想要通过类似的方法给孩子增高的念头。发现孩子比较矮小，生长发育缓慢，就想着去带孩子打生长激素？对此，我建议家长理性看待。

要知道，生长激素需要长期注射，费用也偏高，更重要的是，生长激素是一种处方用药，是专门针对"矮小症"的治疗药物，并不是想给孩子打就能打，更不是孩子看起来个头矮，打生长激素针就一定有效。

哪些孩子适合打生长激素？

生长激素针原本是用于治疗儿童生长激素缺乏性矮小症，后来逐渐扩展治疗以下疾病：

①	因 Turner 综合征所引起的儿童身材矮小；
②	特发性身材矮小（Idiopathic Short Stature，简称 ISS）；
③	因 *SHOX* 基因缺陷所引起的儿童身材矮小或生长障碍；
④	因 Noonan 综合征所引起的儿童身材矮小；
⑤	因软骨发育不全所引起的儿童身材矮小。

家长自己很难通过孩子的外在特征判断是否需要打生长激素针。孩子发育矮小的原因有很多，并不一定是生长激素缺乏；在生长激素缺乏的孩子中，也不是所有孩子都能用。这些都要到正规医院、生长发育门诊进行专业检查，由医生确诊，拟定具体的治疗方案。

盲目注射生长激素有危害！

很多家长听说有"助长针"这种治疗项目，难免以讹传讹，把这种治疗手段"神药化""商品化"，甚至觉得生长激素是一种有效助长的安全"保健品"，觉得只要经济负担得起，就能带孩子打。这种想法大错特错。

我能理解家长对孩子身高生长的焦虑。不过，正如我在前文所说，影响身高的因素太多了，包括饮食、睡眠、运动、疾病、情绪等，绝不是一支价格高昂的"助长针"就能一劳永逸解决问题的。

更何况，盲目注射生长激素有危害！

① 孩子心理负担大

一般情况下，注射生长激素至少需半年甚至几年不等，一旦开始，中途至少1年不能停药。除非明确生长激素水平低下、医生建议打助长针干预生长发育，否则盲目给孩子打助长针，对孩子的心理影响很大，甚至导致孩子的情志出现问题。

② 乱用激素有隐患

生长激素属于兴奋剂的一种，长期注射存在一定不良反应，可能会导致孩子近视、糖耐受损、肝肾受损等，甚至有患上肿瘤、糖尿病等潜在疾病风险。家长尤其需要警惕：给没有缺少生长激素的孩子注射，体内的激素平衡会被打乱，更容易诱发不良反应！

其实，孩子的生长发育正常，只是暂时稍微矮一些，或存在家长比较焦虑的"问题"，实际上这些在专业医生眼里根本不是问题。

希望家长们不要过于焦虑，更不要被"有心之人"、不良机构利用了，给孩子使用本无必要的助长手段。浪费钱是小事，如果给孩子使用的方法有害，那真是得不偿失。

第 7 节

长高戛然而止！如何避免孩子性早熟？

家长们一定要警惕儿童性早熟的情况。青春期第二性征提前发育往往导致骨骺线提前闭合，大大缩短身高增长的时间，因此也必然影响孩子成年后的身高。性早熟的危害还不仅仅是生长发育"戛然而止"，当孩子发现自己和其他同龄孩子不太一样后，心理情志也必然会受到影响。

除此之外，对于性早熟的女孩子来说，未来妇科肿瘤、乳腺癌、子宫癌、卵巢肿瘤的发病率要比正常发育的孩子更高。

为什么越来越多的孩子会性早熟？很多家长不禁开始反思。长期、过量食用"洋快餐"导致孩子性早熟的新闻越来越见诸媒体，但不健康的饮食习惯只是导致孩子性早熟的诱因之一。家长需要做的是，在日常生活中规避可能导致性早熟的生活习惯；如果发现孩子有性早熟倾向，及时就医干预。

如何判断孩子性早熟？

性早熟是指女童在8岁前出现性腺发育和第二性征，或在10岁前出现月经，男童在9岁前出现第二性征发育的一种儿科内分泌疾病。性早熟的孩子，性发育的启动年龄比正常孩子提前，但是性发育的过程是和青春期发育的顺序一致的，有的孩子可能表现为身体某一个性器官突然发育，而其他位置无异常，这也是性早熟。

一旦孩子出现过早发育的"蛛丝马迹"，家长一定要比孩子更敏感察觉到，并及时就诊，越早越好，接受科学的指导。特别是女孩，性早熟的比例远远比男孩高！

孩子性早熟的征兆：

① 青春期前生长速度突然加快。

② 内、外生殖器官开始发育和呈现第二性征。

③ 情绪上感到不安、疑惑、害羞和紧张，甚至自卑，影响社交和情感。

如何有效预防孩子性早熟？

① 把关娱乐、阅读信息渠道

电视、网络、App的部分节目，甚至动画片，都被发现包含软色情、暴力等儿童不宜的情节，这些都会引起儿童心理、情绪上的性早熟。家长们应该把关孩子每天看的节目、书籍，包括游戏情节等，平时要多与孩子互动沟通，多观察孩子有无"异常"表现。建议每天规定孩子接触电子产品的时间，最好限制在0.5~1小时。

此外，孩子晚上睡觉时尽量不开夜灯。电子产品、小夜灯的光照刺激抑制褪黑素分泌。性激素和褪黑素之间会相互制约，是"你进我退"的制约关系。长时间接触电子产品或开着小夜灯睡觉，褪黑素分泌就会减少，性激素会自然分泌过多，导致性早熟的出现，这是很多家长常常忽视的一方面。

② 养成好的饮食习惯

不正确的喂养习惯确实是导致孩子性早熟的重灾区，家长要替孩子把好关，比如：少吃外卖，塑料制品中的增塑剂邻苯二甲酸盐和双酚A，可能会导致儿童性早熟；尽量少吃油炸类食品，包括洋快餐和烧烤。

控制饮食，不要营养过度，慎用燕窝、花胶、雪蛤等补品。西洋参、高丽参、黄芪等需要在医生指导下使用，相对安全的是鲍鱼、虫草、海参、太子参等。孩子的饮食、运动正常，没有特别的营养素缺乏性疾病，不需要额外吃保健品（治疗性质的除外）。

不要给孩子用"海马田七"等揠苗助长的长高偏方。

事实上，过多过量地使用滋补食材和保健品容易引发孩子性早熟。因此，我一直强调孩子应以消积健脾为主，进补的方式也要选择温和、平补的食材。不过，一些家长不敢给孩子食用蜂蜜、豆浆这些含有植物性雌激素的食物，实际上这些不会引起性早熟，适量食用是没问题的。

③ 关注孩子心理情志

家长要处理好家庭关系。夫妻关系与亲子关系同样重要。家庭中的氛围、父母间的相处、多个小孩的家庭中对每个小孩的投入程度、兄弟姐妹间的关系，都会对孩子的情志造成影响。

除此之外，学习压力也会影响内分泌与生长发育。现在的孩子竞争压力倍增，容易造成焦虑、失眠、抑郁等，家长要学会给孩子解压、解绑。

中医保健避免性早熟，主要在脾肾

中医认为，孩子性早熟关键在肾，肾阴受损，阴虚火旺，天癸早至，诱发性早熟。而肾的问题大多先由脾胃引起，首要关注孩子的消化，其次滋阴降火。家长要避免孩子脾胃负担重、营养过剩，要知道孩子能吃什么、吃多少是由孩子的消化状况决定的。

比如，脾胃负担过重，即孩子吃太多了，或者孩子脾胃虚弱，吃了也不消化。一旦积食化火，这种火更伤肾阴，长期下去，容易引发肾火妄动，导致性早熟。那些不适合孩子的保健品、补品，对于脾胃来说就是"废料糟粕"，积久了也会化火伤脾肾。

肾阴不足的孩子会有舌红少苔、手脚心热、易上火、烦躁、每到下午就面颊发红、半夜盗汗等症状。

中医称肾为"水火之宅"，肾中阴阳犹如水火一样寄存于肾。如果肾中阴水不足，就不能制约肾中之火。肾火亢进会带动孩子的生理功能亢进，性发育就会提前启动。孩子透支了后天生长发育的力量，到了本该身体发育的青春期反而会发育停滞。

肾为"先天之本"，脾胃为"后天之本"，肾与脾胃是相互资助的。肾中阴水有赖于脾胃提供的水谷精微的充养，才能不断充盈。所以，家长只有让孩子的脾胃强健起来，肾中阴水得到滋养，才能预防孩子出现性早熟的偏颇体质。

总的来说，五脏六腑相携相依，脾又是后天之本，性早熟的孩子大多都是脾土亏虚所致的，要调理就要从脾胃入手，才能从根本上解决问题。

日常饮食，要做到吃少、吃软、吃温、七分饱，不要在喂养上"溺爱"孩子，给孩子吃很多，过于补益；那些脾胃长期无法承受的食物、补品，就是损害孩子身体健康，甚至引起性早熟的重要原因。

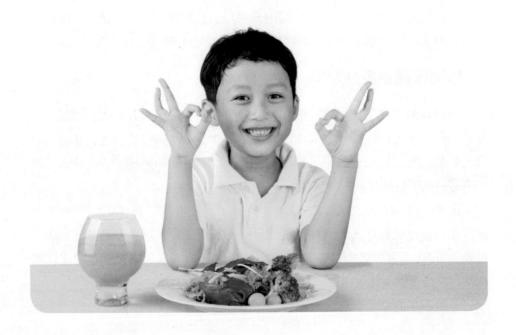

第 8 节

骨骺线闭合还能长高？民间增高法可信吗？

前面我们讲到带孩子去测骨龄的相关知识，在拍X线片之后，医生评判孩子生长发育状况的指标之一，就是看骨骺线的情况，它能比较准确地判断孩子是否还有长高空间。

骨骺线究竟是什么？它位于骨骺与骨干之间，是人体内用于生长的一层软骨，在X线片上表现为一条较宽的透光带。儿童每根长骨的两端都有骨骺线。当骨骺线还未闭合的时候，骨骺软骨细胞会不断分裂增生，促进骨骼增长，孩子的身高才能不断生长。

一旦骨骺线完全骨化，就会形成一条紧密的缝，这也就意味着孩子体内的骨骺线完全闭合，这时孩子就会基本停止长个。

骨骺线闭合后仍然长个？看看是不是这 3 种情况

首先，测量身高时可能存在测量差距，误差范围甚至可以高达3厘米。比如，测量时体态不一样，就会造成比较明显的误差。驼背、塌肩的孩子视觉效果就比昂首挺胸时更矮，这个差异同样会反映在测量上面。

除此之外，准确的测量方法也能尽可能避免测量误差。建议给孩子测量时：

①	让孩子脱鞋、脱帽、不扎头发，目视前方、下巴微收、两臂自然下垂、保持立正姿势。
②	让孩子的脚跟、臀部、肩部要紧靠墙壁。
③	在家自测，可以用硬三角尺、厚脊精装书，沿墙壁往下滑一直贴至孩子头顶，再用软尺测量孩子身高。

此外，孩子的身高早晚有别，经过一整晚的休息，孩子在早上的身高是一天中最高的；而经过一整天的行走、站立后，人的椎间盘会受压变扁，脊柱的长度也会随之缩短，等到了晚上再测量，很可能比早上的数据矮上1～3厘米。

这就导致有的家长会觉得骨骺线已经闭合的孩子似乎又长个了。

除此之外，我还曾遇到过"乌龙"家长，觉得自家孩子年过18岁，骨骺线就已经闭合，孩子不会再长高了。但实际上孩子的骨骺线仍有生长空间，孩子还能继续长高。

所以，孩子发育稍晚，家长也不必太焦虑，觉得孩子一定长不高。孩子过了18岁，骨骺线没有闭合的情况也是有的，这类"晚长"的孩子也可能在身高上厚积薄发。这也提醒家长，骨骺线闭合或即将闭合，孩子的长高空间就非常小了。切勿轻信一些揠苗助长的方法，让骨骺线提前闭合，反而好心办坏事。

比如说，一些民间长高的偏方，可能短期内会让孩子长得特别快，但最终却会害了孩子的成年身高。

海马田七汤，不建议给孩子喝的助长偏方

许多家长认为吃饱了、吃好了，才能长个，就给孩子吃许多高热量、高蛋白的食物，或者保健品、补品。殊不知，只有孩子消化好，肠胃能够吸收这些营养物质，才能长高，否则补再多也没用。吃了不吸收，多余的营养物质反而成为身体的负担。

> **我曾遇到不少类似的案例：**父母本身都很高，孩子却被不正确的进补方法耽误了身高。当发现孩子半年多不长个后，家长带孩子面诊就医，居然发现孩子的骨龄比生理年龄大了5岁之多，而且骨骺线已经趋于闭合，继续长高的空间很小。

按照遗传身高公式计算，孩子足足少长了10厘米。究其原因，正是因为家长给孩子过度补益，经常喝一些海马、田七煲的汤方，吃花旗参、虫草等

补品，导致孩子过早发育，耽误了长高。

　　像海马这种补肾壮阳的药材，会导致孩子肾气过早充盛，所谓"气有余便是火"，火旺而肾阴相对不足，无以制阳，导致肾之阴阳失衡，造成性发育的提前。这样的孩子或许短时间内生长速度会变快，但长远来看，身高往往会比不过同龄人。因此，用这样的补肾法给孩子长高得不偿失，家长们一定要注意，谨慎用民间助长偏方，更不要滥用成年人的补品、保健品，给孩子乱补。

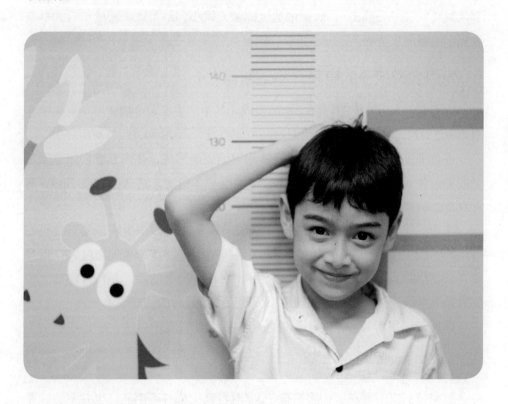

第9节 🍀

身高3岁定终身？身高能通过中医及时干预吗？

民间俗语常说，"3岁看到老""3岁定终身"。家长要是对孩子的身高有所关注，大概率也听说过孩子的身高趋势是"3岁定终身"。这个说法有科学依据吗？孩子长到3岁，如果依然比同龄人矮小，是否意味着成年后的身高也属于偏矮的那类呢？

为何会说孩子的身高 3 岁定终身？

据研究，人近1/3的身高在2岁前长成，其中"生长黄金加速度"更集中在刚出生这1年。这样看，孩子不仅仅是3岁定终身，而更要关注"1岁定终生"。

等孩子过了3岁，饮食、活动、睡眠习惯逐渐形成，体内五脏六腑逐渐趋于成熟，生长激素、甲状腺激素等分泌也已基本稳定，这些都对孩子的身高发育有影响。

这个时候观察孩子，如果孩子生长发育不错、比较少生病，属于省心好带的那一类宝宝，一方面很可能是先天遗传基因好，孩子先天禀赋好，本身就有长高优势；另一方面值得肯定的是，家长对孩子的后天养育肯定是比较优秀的，可以说，孩子的身高就是家长后天努力经营的"成绩单"。

相反，如果本身孩子先天禀赋较弱，后天养育又不得法，家长很努力却总是事倍功半，越小心孩子体质越差……可能孩子一直就是瘦瘦小小、体弱多病、比较难养的类型。

但家长们也不要灰心，哪怕孩子3岁时身高优势并不明显，也并不意味着未来一定长得矮。3岁距离骨骺线闭合还有十几年时间，之后只要做好科学的身高管理，及时干预，依然有很大机会能让孩子长得高。

运用中医育儿方法，助力孩子身高

前面我们说到，孩子是否长得高，先天禀赋占7成。千万不要小看后天养育对孩子身高的影响。从中医育儿的角度看，影响孩子身高发育，后天环境因素占了3成之多。

　　孩子的身高不达标、偏矮。实际上身高往往只是体质问题的外在表现之一。可以观察自家孩子，有没有以下表现：

① 脾胃虚弱

　　脾作为人的"后天之本"，主四肢、主肌肉。孩子瘦小不长个，日常生活中出现上述的表现，中医医生或有经验的家长，一看就知道他们的脾胃是偏虚弱的。

　　如果孩子是早产、多胎，或有先天疾病，他们脾胃方面又比其他孩子更弱。母乳期间给哺乳期妈妈大量进补，冲奶粉过浓，过早添加辅食，或频繁更换奶粉都会导致脾胃受损失运，孩子也会"越补越虚"。

② 肾气不足

　　头发黄细软；长牙慢；总是跑厕所，喝很少水也容易尿裤子、尿床；不正常盗汗；注意力难集中……

　　这往往是孩子肾气、阳气不足的表现。这类孩子的体格通常不太结实，瘦瘦小小的，总也长不高，落后同龄孩子一大截。这是因为肾主骨，生髓，其华在发。作为囤储元气的"先天之本"的大粮仓，肾得到正确的调补，肾气充足了，孩子才能更蓬勃地生长。

　　因此，从中医的角度来看，补肾气、补元气，就是给孩子助长的关键。而是否补得进，需要脾胃说了算，并不是"心急乱投医"，给孩子吃过量营养品，成年人专用、厚补峻补的保健品，容易引起性早熟的中药偏方就能促进孩子生长发育的。

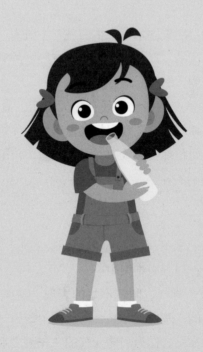

第**2**章　自测篇

　　我常劝家长："不要总拿孩子的身高和别的小朋友比较。"这样做除了徒增烦恼，对孩子身高发育其实并没有太大实际性帮助。那么，该如何正确测量孩子身高，评判孩子生长发育状况呢？本章将讲一些实用的方法。

第❶节 🍀

婴儿期宝宝生长发育特点：与日俱进

小宝宝呱呱坠地，恭喜新晋的家长们，你们的养娃之旅正式开始啦！1岁前，宝宝的生长发育十分迅速，如果让我说，甚至可以用一天一个样、与日俱增来形容。这也是很多新手家长都十分关注的方面。

1岁内宝宝身高增长飞速，但并非匀速增长哦

在0~6月龄，宝宝每个月身高能增长3厘米，可喜可贺，这时也是孩子整个发育期生长速度最快的时期。

如果家长发现宝宝某个月长得稍稍偏慢了，一般来说不用太担心，3厘米的身高增长只是相对而言的平均数值。宝宝是人而非机器，生长也不可能完全匀速增长，而是像长跑一样，有时加速，有时稍慢。可能这个月长少了零点几厘米，下个月又会小蹿个头。

有的家长一看到宝宝"偏矮"，就很焦虑，开始每天、隔几天就帮宝宝测一下身高和体重。其实，由于多方面的原因（比如宝宝不太配合、乱蹬腿等），测出来的数值可能存在很大差异，我就曾见过一位粗心的家长，宝宝短期内前后几次测出的身高数值误差竟达8厘米之多。

之所以举这个例子，是想让家长们不要太纠结于零点几厘米的误差，也不需要隔几天就检测一次宝宝的身高。一般来说，正确的检测宝宝身高增长的方法是1个月测量1次，测的时候要反复多测几次，尽可能缩小误差即可。

等宝宝逐渐长到7月龄，每个月身高增长会稍微放缓一些。但此时仍处于宝宝生长发育的第一个黄金期，7~12月龄的宝宝每月平均身高增长可达1.35厘米。

这样算下来，等宝宝到了1岁，通常会增长26厘米左右。

1岁之内，最需要给后天之本打基础

宝宝1岁之前，家长应该怎么做，才能让宝宝的身高增长速度保持高速呢？

养护婴儿期的宝宝，重中之重在于喂养和睡眠。这时宝宝的生活重心是吃和睡。此时，五脏最主要的压力，就在于"后天之本"——脾。小宝宝消化系统的消化酶、消化液、胃肠道的动力都还不成熟，吃得多了一点，超过了消化系统的承载，吃进去的无法消化，就会变成积食。积食就是无法被消化吸收而滞留在体内的食物，是中医说的胃积，时间久了就会影响到脾，脾已经无法处理，就是脾的负担。

当脾需要加班加点去处理它，得不到休息，运作过度，机体就会被损害，自然就会脾弱了，体现出来就是消化开始出现问题，就是脾积，脾积一旦出现就很容易经常出现脾胃不和，甚至是胃强脾弱。

另外，脾的功能是先天不足。明代医家万全说孩子的体质特点是"三不足，两有余"，其中"脾常不足"居首，就是说宝宝一生下来，脾的功能就是比较弱的。所以宝宝出生，只能从最容易消化的母乳开始摄入，等脾发育到一定的阶段，才能添加固体食物，继而慢慢过渡（24个月后）到趋于成年人的饮食。

如果喂养不好会发生什么呢？脾是后天之本，营养的消化吸收，全依赖脾土的运化。哺乳期妈妈的饮食过于厚腻，导致母乳含过量营养，或配方奶很机械地冲得过于浓稠难消化，宝宝的脾胃就会一直处于过度劳动、受损的状态。

很多孩子体质受损，基本都是在1岁之内婴儿期就形成了，家长的一些错误的喂养方法在这个阶段特别多见、特别典型，对宝宝的影响又很关键。1岁后没及时戒掉夜奶或睡前1小时还进食，同样会造成小婴儿的脾胃损伤。

消化状态好，脾没有过度的负担，才不会受损。脾的功能稚嫩，很容易受到负担，极易被损伤。宝宝五脏六腑"形而未全，全而未壮"，就是说孩子五脏六腑的功能都是非常稚嫩的，更需要保持宝宝的消化功能处于良好的状态。

医圣张仲景说过"四季脾旺不受邪",说明脾胃好的重要性,成年人如此,脾胃不成熟的孩子就更是应该注重对脾胃的合理养护。脾的能力强,吃进去的食物才会被消化吸收,转化成生长发育需要的营养。我常对家长说,孩子其实是"1岁定终身",实际上就是想敦促各位家长,早在宝宝1岁前就打好脾胃消化功能的基础。

建议家长们这样做:

①	无论是母乳还是配方奶,都要科学喂养,不要总是见到宝宝哭闹就马上喂奶。
②	不要给宝宝乱添加补益的食疗、汤水。
③	不要过早或太死板地给宝宝添加辅食。有的宝宝体质虚弱(如早产、多胎、低体重等),添加辅食的时间应该要比育儿指南建议的"6月龄"再晚一点,也不应该过度强调定时定量喂养和咀嚼锻炼、太过频繁更换奶粉等。

除此之外,要保障宝宝每天有17~20小时的睡眠。这样才能保障身体能分泌足够多的生长激素。休息充足,胰岛素样生长因子也会分泌旺盛,有助于宝宝软骨发育,身高增长。

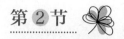

第**2**节

幼儿期孩子生长发育特点：万象更新

宝宝的1~3岁通常被称为幼儿期。宝宝在这一阶段生长发育依然迅速，虽然相较于婴儿期身高增长稍微放缓，但1~2岁这一时期的宝宝往往能长10厘米左右，2~3岁这一时期也能长8厘米左右。也就是说，等到孩子3岁，身高能达到近1米，从襁褓中的小婴儿，逐渐长高，这是非常了不起的小成绩。

有些对孩子身高要求比较高的家长，会觉得"3岁长到1米才叫好"，发现孩子到了3岁还不及100厘米，就会比较焦虑。从概率学角度分析，100个孩子中，只有10个孩子在3岁时身高超100厘米。

此外，这一时期的孩子可能"肉眼可见"地变瘦了。但实际上，孩子们体重依然是稳步增长的。只是由于活动量增加、外表看起来，就觉得孩子没有婴儿期那样肉嘟嘟了。

越来越活泼好动的幼儿期：大脑发育迅速

幼儿期的宝宝们已经开始用稚嫩的语言达自己的感受，他们开始蹒跚学步，并且对生命中的一切事物感到好奇。这代表着，与身高增长速度同样迅猛的，是宝宝的大脑发育和智力发育。

2岁左右的宝宝已经可以说多词语的语言，日常接触的人也不仅仅是爸爸妈妈或老一辈的家长，还增加了幼儿园老师和同学，这也会促进孩子的语言、思维能力的发育。

免疫力增强，仍要注意养育，提防过敏体质

1岁的宝宝没有之前那么娇弱了。随着年龄的增加，孩子的五脏六腑也会日趋成熟。最明显的表现是孩子日常饮食结构也随着脾胃的成熟而越来越趋于成年人正常饮食。

> 从中医的角度来看，脾胃是人体后天之本，脾胃的健运会促使孩子的气血、正气充足。而正气就可以理解为人体的免疫力。所以，这一时期，孩子的免疫力相较是有所增强的。

不过，个别家长若是觉得孩子的身体状况反而比之前更弱，有必要反思最近的育儿方法是否妥当，尤其转换喂养方式的时候，比如添加辅食、戒夜奶、喂食的频率及次数等，很容易因为某些细节的疏忽，导致脾胃受损、正气不足。

孩子若是长期错误喂养，使脾胃受损，非常容易在1～3岁这一时期确诊为过敏体质。这也是家长们除了关注孩子生长发育之外，需要格外注意的一个方面。（其实很多孩子在出生3～4个月内过敏现象是不明显的）

如果孩子乳糖不耐受，或者平时经常揉眼睛、揉鼻子，打喷嚏就像一连串放小鞭炮似的，家长看到孩子经常做这些动作就要警惕起来。如果再加上反复的湿疹，那孩子是过敏体质的可能性就很大了。

可以说，自打孩子出生起，脾胃就是第一个面对压力的脏腑，家长稍不注意喂太多、喂错了，都会损伤孩子的脾胃功能，也就是我们说的消化功能。

脾一旦受损，孩子抵抗力就弱，就容易反复感冒、咳嗽，一病起来就很难断尾，"过敏体质"的帽子就被扣上了。经常来看病的孩子，大都是脾胃功能受损导致抵抗力弱，继而形成了过敏体质。

切忌孩子不吃还不断地哄喂，吃得过多过饱会使孩子的抵抗力越来越差。具体如何做到科学喂养，我们会在下一章详细讲解。

除了喂养，过敏体质的形成原因还有很多。比如，先天禀赋弱的宝宝更容易有过敏体质；父母本身有过敏性疾病的，有一定概率会遗传给宝宝。

此外还要注意：孩子应有足够的睡眠时间，尤其是夜间；避免给孩子随意使用抗生素等"虎狼之药"。

抗生素是大苦大寒之物，对孩子脾胃阳气的伤害是非常大的。特别是小宝宝，用一次抗生素，对体质的损害，要比生几次病本身还要大得多。"虎狼之药"直接打破了肠道菌群的平衡，要经过相当长一段时间才能恢复。而在恢复期，有些家长又是心急，忙着给孩子增加各种营养，增加脾胃的负担，进一步损伤了脾胃功能。临床证明，多次使用抗生素的孩子，基本上过敏体质是逃不掉的。

　　说这么多，是想请各位家长注意，这一时期需要家长关心的方面还挺多的，判断孩子是否长得好，不能仅仅看身高体重，语言表达、精细动作、智力发育等多方面的发育，都需要家长留心观察，细心促进培养。孩子的体质基础、脾胃消化基础，更不能松懈。

第 **3** 节 ❀

学龄前期、学龄期儿童生长发育特点：稳中向好

4~10岁这一时期属于孩子的学龄前期到学龄期。这段时间孩子的身高增长开始相对放缓，但仍保持稳步地增长。一般情况下，每年大约有4~5厘米的增长，体重每年增长2千克左右。这个身高体重的增长速度是正常的，家长无需太过担心，觉得孩子身高增速变慢就是营养不够，反而去用一些过量、无益的，甚至揠苗助长的方法帮助孩子快长。

学龄前期运动、神经发育明显

这段时间，体格发育明显减慢，并不意味着孩子的整体生长发育进入蛰伏状态。随着脂肪囤积减少，孩子开始长肌肉，"运动细胞"进一步发育完善。

> 有些运动不适合幼儿，比如很多家长爱给孩子买幼儿三轮车、带把手的平衡车、滑板车等，实际上对孩子的肩部、臀部、腿部肌肉有要求，对身体平衡性和肢体协调性有要求；过度玩滑板车还可能导致膝盖受损。这些运动至少也要等到孩子学龄前期再尝试。

此外，学龄前期孩子的神经系统相较之前的超速发展，稍微减慢趋缓。这是因为孩子的语言和行为已经有了质的飞跃，神经细胞的快速分化已经基本完成，中枢神经系统功能也逐渐完善。等孩子长至6岁，脑组织发育已达成年人脑重的86%~90%。

所以，当孩子即将步入小学时，专注力和自控能力相较之前有所提高，但整体来说注意力仍然是比较分散的，通常只能坚持15分钟左右。

家长需要注意的是，觉得孩子比较"散漫"、不听讲，从而对孩子比较严格，过早给孩子过重的学业压力，都会影响孩子的情志，也间接影响到孩

子的身体健康乃至长远的生长发育。有这种现象的孩子最好的解决办法就是
家长尽量多地引导和陪伴。

免疫力进一步增强，但脾胃消化仍然较稚嫩

学龄前期至学龄期（4~10岁阶段），孩子的免疫力会逐渐增强。但有的
家长可能会比较焦虑，孩子总是三天两头生病，时不时就要请病假。

家长不妨看看唐代医药学家孙思邈对养育孩子的观点。在他看来，孩子
"若常藏于帏帐之内，重衣温暖，譬犹阴地之草木，不见风日，软脆不堪风
寒也"。上幼儿园之前，过于精细的呵护会让孩子的免疫系统较少接触外界
环境中的病原体，极少有机会能被刺激成熟。等到孩子不得不外出、上幼儿
园，离开了家长的过度保护，过于娇弱的抵抗力一时难抵病邪，孩子就容易
反复生病。

所以，想让孩子身体健康，正气足，就应该"凡天和暖无风之时，令
母将儿于日中嬉戏，数见风日，则血凝气刚，肌肉牢密，堪耐风寒，不致
疾病"。

除此之外，前面我重点提及的对孩子脾胃消化的养护也不能松懈。学龄
前期至学龄期，孩子的消化能力仍有限。

尤其是4~6岁这一阶段，孩子对固体食物需要较长时间适应。不建议过
早按成年人膳食标准进食，以免积食、营养不良。按照孩子的消化能力，科
学喂养、按需喂养，是养护孩子的重中之重。

家长最好在孩子学龄前期，花点心思把孩子的脾胃消化基础打好，而
不是过于费精力、财力给孩子报各种早教班、兴趣班。这样，等孩子上了
小学之后，无论是整体体质还是精神状态，都能真正助力孩子的学业。

第❹节 🍀

青春期青少年生长发育特点：日新月异

孩子经历了无忧无虑的童年，迎来了人生中极为重要的发育期——青春期。从踏入青春期那一刻起，孩子将告别儿童时期，快速迈向成年期。若要用一个词形容孩子青春期发育的变化，可以说是"日新月异"。这是一个生长发育全面加速的阶段，无论是身高体重、第二性征，还是心理、情感、认知方面，都会发生巨大转变。

> 孩子进入青春期阶段，很多家长又喜又忧，喜的是眼见着孩子从呱呱坠地、咿呀学语到一副"小大人"模样，忧的是孩子似乎"没以前那么好管教""开始处处对着干"。

其实，青春期叛逆的背后，是孩子自我意识的萌芽。原本事事掌权的家长，此时也要逐渐放手，用更平等、尊重的态度和孩子相处，引导孩子圆满度过青春期。除了心理方面，孩子青春期最明显的变化要数第二性征的发育和身高突增。

青春期最明显表现：第二性征发育

女孩8岁，男孩9岁开始，家长就要为孩子即将到来的青春期做好准备。

对女孩来说，青春期的开始意味着乳房发育、阴毛出现。女孩可能会和妈妈抱怨胸部疼痛。这是乳房萌发的表现，意味着青春期的开始。等到青春期中期（11～14岁），女孩会来月经初潮。

相对于女孩发育，男孩的青春期发育更隐秘一些，起始于睾丸开始增大、阴毛出现，通常在男孩9～14岁开始。逐渐地，男孩也会开始出现阴茎生长、身高增长、长腋毛、长胡子、变声等第二性征发育。

家长要预防我们前面说的性早熟情况——在女孩8岁之前就出现乳房发

育、阴毛长出，男孩9岁之前出现睾丸和喉结增大。

　　还要注意孩子是否存在青春期发育延迟。如果女孩在12岁以后、男孩在14岁之后未见第二性征发育的表现，这很可能有性激素分泌减少相关的疾病，最好带孩子就医，寻求专业医生的帮助。

青春期身高突增，向最终身高全速前进

　　青春期身高突增，必然是家长们最为关心的话题之一。在青春期前，无论男孩还是女孩，体格生长速度是相似的。等到了青春期身高突增阶段，身高打破之前稳速增长的桎梏，生长速度加快，每年可达7～12厘米，这个过程会持续2～3年左右。在中国，青少年身高在青春期阶段总共能增加21～30厘米。

　　在进入青春期之前，男孩和女孩身高体重方面的生长发育差别不大。踏入青春期之初（10～12岁左右），女孩会比同龄男孩高。这是因为，男孩身高突增、出现生长速度峰值的年龄普遍比女孩晚1～2年。

　　在出现身高突增前2年，男孩会以每年3～8厘米的生长速度长高；等到了身高突增时期，男孩的身高增速峰值每年约达10.3厘米——相比之下，女孩的身高突增虽然也持续2年左右，但期间每年增长9厘米左右；月经初潮之后，大多数女孩只能每年增长3～4厘米。

　　以上种种原因，就会导致男孩的最终身高比女孩高一些。这也是社会上男性平均身高比女性平均身高更高的原因。

　　家长这段时间需要做什么呢？及时发现孩子进入青春期的征兆，记录每年身高变化的情况，把握好孩子身高发育的阶段。除此之外，还要合理增加营养，并保证孩子青春期的睡眠，加上科学的运动锻炼。生长激素在夜间大量分泌，能有效帮助孩子长高。

　　过大的压力会对青春期身高发育有负面影响。家长也要给孩子提供心理支持，呵护孩子的情志，使青春期阶段的孩子生理、心理都能健康发育、成熟，最终成为身心健康的成年人。

第5节 ❀

如何精准测量孩子身高?

一天内连续帮孩子测5次身高,得出5个数,最大误差竟可达到5厘米!这可把新手家长们急坏了。

究竟怎么帮孩子测身高才准确?难道每次测身高的时候都要带孩子专门跑医院?又或者是购买专业的身高测量仪?别急。掌握好方法,多尝试几次,自己在家,用大三角尺、用硬壳厚脊书,就能帮孩子相对准确地测出当下身高。具体应该怎么做呢?我们来一起学习一下吧!

3 岁以下婴幼儿躺着测

3岁前,让宝宝以平躺卧位的姿势来测身高,是比较适合的。原因很简单:刚出生的宝宝站不住,刚会站、刚会走的宝宝站不稳。让宝宝立位测量身高,误差会比较大,得出的数据也没有什么参考价值。

让宝宝完全放松、平静下来,不要太过激动躺着扭来扭去,也不要让宝宝大哭大闹。之后,可以取两本精装的厚脊书——大部头的字典就是一个好选择,一本顶在宝宝的头部,一本紧贴宝宝脚底,测量从头顶到脚底、两书之间的距离。

提示,除了书本,像是两个硬尺、两片硬纸板、两个月饼盒盖……家中的很多物件都能辅助家长测量孩子身高。但直接用软尺测量头部至脚底的方法,得出的数值误差很可能比较大。

此外,每次帮宝宝测量时,选择的测量工具、辅助工具最好都是一样的,这样做也是为了减少误差。

当然,无论哪种测量方式,都有一定误差,可以连续测量几次,逐渐调整至数次测量值相差不大的时候,得出的数值就可以看作宝宝最近的身高。

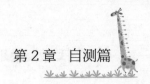

3 岁以后贴墙站着测

3岁以上的孩子，就可以紧贴墙壁、站直，测量身高。不过，想要获得相对精准的身高，站立的姿势还需要多注意：

①	孩子站立时，要尽可能地紧贴墙壁，不要穿过厚的外套衣物，并把辫子松开；
②	鞋子要脱掉，脚跟贴墙，脚尖向外打开 45°；
③	孩子的眼角、耳朵上缘需处于同一水平线上，可以轻轻触碰孩子的下颌调整头部位置。

做好这些准备工作后，可以用硬壳厚脊书、较大的三角尺靠着墙滑下至头顶，再测量地面至头顶定点的长度，也就是孩子的身高。

有的家长一时找不到称手的"直角工具"测量孩子的身高，会用较软的平装书辅助测量。注意书本不要横着给孩子测，以免书本弯曲，增大误差。

有的家庭很有爱，会在墙上贴身高贴纸记录孩子的身高增长。注意一定要买刻度准确的身高贴纸，贴的时候也要贴准。此外，如果是用软尺测量，孩子每次测量身高，都最好用同一把软尺，甚至找同一个人进行测量。

其他测量身高小贴示

建议不要太过频繁地帮孩子测量身高

有的家长隔几天一测，没看到身高增长又很焦虑。这种育儿心理要不得！而且频繁测量的焦虑感还会传染给孩子，无形中影响孩子情志，很可能也会影响家长本身看重的身高。

正确的测量身高频率，建议1个月1测，并记录孩子的每次身高增长。养育得当、生长发育好的学龄期孩子，甚至每3个月1测都是可以的。

最好选择固定时间帮孩子测量身高

早上测量身高得出的数值，往往会比晚上更高一些，这也是家长一天内多次测量身高误差大的常见原因。

这是因为，经过一整天的活动和体重压迫，脊椎间盘变薄，足弓变浅，脊椎弯曲度增加，就会让孩子的身高在傍晚偏矮一点；等经过一整晚躺平休整，脊椎不再受体重压力影响，孩子早上一觉醒来，身高相较傍晚的时候又会高上一点。

所以，最好在孩子早晨起床后帮助孩子测量身高，并且在之后把每次测量身高的时间段选在早上。

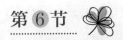

第**6**节

如何准确判断孩子生长发育情况?

上一节我们说到,家长要定期给孩子测量身高,及时掌握孩子的生长发育变化。具体该如何做?很多家长都知道,并且正在使用生长曲线这个工具把孩子生长发育的相关数据记录下来。

不过,很多家长在使用生长曲线对照孩子身高的时候,多少都会有一些疑问。比如,孩子好几个月生长曲线平直无变化,是否意味着孩子的身体出了问题?又比如,孩子的生长发育趋势属于生长曲线中97%的范畴,是否意味着孩子长得好、无需操心呢?针对这些家长经常问及的问题,我们来好好学习一下。

生长曲线的作用是什么?

记录孩子的生长曲线,对比参考曲线,能动态地、长期地监测孩子的生长发育趋势。一般来说,只要孩子的生长发育趋势在一定合理的区间内,孩子哪怕暂时比某些"别人家的孩子"矮一点,也是正常的。理解到孩子属于正常范畴,也就大大避免了对健康发育的孩子进行一些不必要的"催长"手段,也能在无形中减轻家长的心理焦虑。

除此之外,如果孩子的生长曲线被发现异常,则能提醒家长警惕起来,带孩子就医,同时在医生指导下调整饮食,或进行对应的医疗检测和治疗。具体何为异常的生长曲线,我将在稍后详细讲解。

如何看懂生长曲线?

大家普遍会参考世界卫生组织(WHO)孩童生长曲线和自家孩子的生长曲线作比对。在查阅生长曲线时,很多家长都会看到不同的参考曲线上分别标注着3%、15%、50%、85%、97%的数字,这是什么意思呢?

通俗理解，有100个同龄同性别小朋友按高矮从低往高排，假设小明身高超过了97个小朋友，名列前3，身高就属于97%甚至以上。比如：

> 小亮身高超过了50个小朋友，则属于中等身高，生长曲线多在中位线徘徊，是健康的。
>
> 身高长期低于或等于3%的小朋友，需要家长多注意，必要时要带孩子就医，帮助孩子更好地生长。

不过，也要纠正很多家长的一个误区，并不是孩子生长指标比例越高，孩子就长得越好，反之则意味着孩子长得稍差。这个观点是错误的。其实，只要孩子测出的生长曲线在上下参考曲线之间（3%～97%）都属正常。

而且，家长不应该仅仅关注某次测量得出的身高、体重，而应该动态观察其发育水平，数据要有连续性，需要家长长期观测、描点、连线，能够很直观地看到孩子生长发育的整体状况。一般来说：

小于 6 月龄	建议每月 1 记。
6 ～ 12 月龄	建议每 2 月 1 记。
1 ～ 3 岁	建议每 3 ～ 6 月 1 记。
3 岁以上孩子	建议至少每年记录 2 次。

如何发现孩子的生长发育可能存在异常？

一般来说，长期观测孩子的生长曲线，只要属于正常范围内，且与参考曲线大致平行，孩子的生长发育就是健康的，家长不用太操心、焦虑。

如果发现孩子的生长曲线呈缓慢下降趋势，只要孩子日常精神状态不错，身体上没有不适，这也是正常的。孩子不是机器人，并非匀速增长，某几个月增长快，某几个月增长慢，再正常不过。

这还很可能和季节、作息、饮食、每日活动时长改变有关。这些都无需太担心，持续观察即可。

如果孩子的生长曲线呈缓慢上升趋势，这说明孩子的整体体质有所增强，也是正常的，而且还能让不少家长开心一番，备受鼓舞。

前面说的都是比较正常的情况。有哪些情况需要家长警惕重视的呢？

如果发现孩子的生长曲线一直飘在97%以上，或一直沉在3%以下，则要重视起来，比如，孩子是否存在内分泌相关的疾病？是否喂养方式存在问题？及时发现，可以尽早干预，不耽误孩子的一辈子。

还有一种情况要警惕。孩子的生长曲线突然出现大起或大落，显著偏离原本的生长曲线位置，需要警惕，最好带孩子就医，检查是否出现某些隐性的疾病。

别忘了，我们前面也说过，"揠苗助长"是不可取的。孩子如果某段时间突然过快地长高，比如给孩子过量进补、吃助长的偏方等，反而非常不利于长久的生长发育和健康。

第 **7** 节 ❀

大征兆，表示孩子可能长不高

孩子长大后是否能长得高，和儿童时期是否给身体打好基础有关。我们常说，身高7成看父母，还有3成看后天。可不要小看这3成的效果。家长是否给予孩子稳妥的养护和保健调养，极可能关系到10厘米的身高差距。

如果暂时在育儿路上走了弯路，作为家长，也要从孩子的一些外在表现中及时发现、及时纠正，不要让错误的育儿方法长远地影响孩子，甚至发展成为一些不可逆的后果。

作为对孩子的大小事都"明察秋毫"的家长，除了监测孩子的身高体重，还有哪些"征兆"，表示孩子体质偏虚弱，容易生病、长不好、长不高呢？有的家长求助于医生，其实，看好以下5方面，自己在家就能及时发现孩子的体质问题。

孩子脸上有这些特征，往往表示脾虚、难长高

① 脸色青黄，有青筋

有的孩子鼻梁、额头有青筋，整体面色青青黄黄，说不上有疾病，但就是给人的整体感觉比较虚，不像别的孩子那样红润健康。出现这种情况，主要是因为脾虚，尤其是脾和肝的合作出了问题。

人的脾和肝之间，主要是疏泄与运化、藏血与统血之间的相互关系。孩子体虚，脾失健运，气滞湿阻，就会影响肝气疏泄；长期脾胃积滞生热，血运不畅，还会导致肝气上逆，迫血上涌，导致血液循环不畅。

简而言之，宝宝面部有青筋、面色发青，从中医角度理解，是因为

脾虚导致肝火过旺。

脾与肝的平衡一失调，人体气血的运行也会跟着失衡，导致气血瘀滞，孩子的皮肤上就更容易隐隐看到青色的静脉血管，也就是我们看到的脸色青青黄黄、面部有青筋。

② 有黑眼圈

眼底眼袋的部位，中医称之为"气池"。眼袋重、眼底青青紫紫的孩子，不见得是睡眠休息不足，或用眼过度，大多是脾胃长期受损，甚至是体质过敏形成的。

脾胃主运化水谷，脾胃功能直接影响到肌肉功能和体内脂肪的代谢，脾胃功能减弱，水湿运化不畅，皮肤和肌肉缺乏营养，松弛无弹性，久之则出现眼睑下垂，形成眼袋。所以，有眼袋的孩子，大多都养不胖，脸色萎黄，动不动就感冒生病、脾气大、睡不好。

③ 唇色淡白、干裂起皮

脾开窍于口，脾胃的问题就可以直接反映在口唇上，健康的孩子唇色红润有光泽，湿润有度，脾胃不好的孩子唇色淡白没有光泽，甚至起皮干裂。

很多中医或有经验的家长，能一眼判断孩子脾胃好不好、体质好不好，重点就是看这3部分。

孩子存在不正常的大小便表现，体质偏颇大，需及时调理

大便是孩子健康状况的"晴雨表"。孩子身体状况不错，排便往往是规律的，大便的性状也是颜色暗黄、软硬适中的"香蕉便"——注意，孩子是否天天排便不是判断孩子大便正常与否的指标。

大便溏稀是脾胃受寒受湿的表现。如果孩子湿气重，大便往往偏稀，还会黏厕所。如果大便稀、味道大，说明胃肠蠕动能力减弱，动力不足，食物堆积在体内，长期发酵导致酸臭味。

如果孩子长期大便不成形、畏寒怕冷，体质肯定偏阳虚，而且脾胃也是偏虚寒的。这种情况必须严格控制饮食，忌吃生冷物。

大便硬结、"羊咩"便，也就是我们常说的便秘，是体虚或脾胃受损的另一种表现。气虚的孩子，肠道无力传导废料，大便没力气排出身体，这是虚秘；另一种情况是孩子脾胃积热，垃圾废料堆积瘀堵、热积肠道导致的实秘。

总而言之，大便是消化状态最直接的表现，大便正常与否，也体现孩子的体质是否健康。

此外，很多家长忽略了孩子的小便问题。正常的小便，色淡黄、量适中、味道不浓。

小便清长，往往和大便溏稀同时出现，这是阳虚虚寒、体内有湿气的表现，并非一般家长所认为的，是"孩子体内毒素少"的好现象。如果孩子小便频次多、淋漓不尽，甚至晚上睡觉前没喝多少水，却还是会尿床，要注意给孩子固肾，年龄较大的孩子更难调理，必要时要就医专门对证调理。

小便黄赤短的孩子往往体内有"热"，或积滞生热，或阴虚化热，孩子还会经常感冒、上呼吸道感染，身体肯定也是偏弱的。"脾土生肺金"，脾不好，也会影响到肺的功能。

孩子喂养，经常容易常积食

孩子脾常虚，所以饮食稍不注意就会导致积食。家长需要给孩子比较合理的消食导滞，让脾胃及时恢复正常运化。

如果做得不好，孩子反复积食，就会形成"脾胃虚弱—形成积食—脾胃受损—反复积食—脾胃长期受损"的恶性循环，甚至恶化成疳积等极难调理治疗的小儿脾胃病。

营卫不和、自汗盗汗问题

中医领域中，卫气是一股游走在皮肤、肌肉之间的阳气，又称"卫

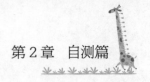

阳"。当卫外的阳气虚弱，失去外固的能力，汗液自行溢出，孩子就会有自汗、盗汗的表现。

> 孩子玩耍的时候，别家孩子只是额头、鬓角、脖颈微微出汗，自家孩子却大汗淋漓，甚至头发全湿，像刚洗完头；恢复平静后，依然流汗不止；甚至平静、清醒状态下，常常冒汗，这是虚汗中的自汗表现。如果孩子夜晚后半夜出汗不止，甚至衣服、枕头、小被子都被汗液浸湿，这是虚汗中的盗汗表现。中医认为自汗为气虚，盗汗为阴虚，但我认为孩子虚汗，多为气虚。

孩子虚汗多，不仅容易汗出当风，感冒受寒，更有津液亏损、气阴两虚的后果。而且，卫气有开合毛孔、调节寒温、防御外邪的作用，也就是临床医学常说的免疫功能。孩子体虚，卫弱营强，也会导致孩子抵抗力低、反复感冒、上呼吸道感染，耽误孩子正常生长发育。

孩子经常容易生病，甚至有过敏体质

其实，前面所说的反复积食也好，反复上呼吸道感染也好，本质上都是孩子有"本虚标实"的情况。本虚，就是内部的脏腑等各系统是虚弱的，主要是中焦脾土的运作能力不足；标实，就是身体有了多余的东西，这些废料垃圾在体内形成阻滞，进一步阻碍系统运作。

绝大多数情况下，孩子体内的废料垃圾，都是积食导致的。

现在很多孩子体质不好，有过敏性疾病、慢性咳喘、慢性鼻炎、腺样体肥大，根本原因也是本虚标实。

本虚标实的形成，通常是由于先天禀赋差，外加错误的后天喂养，长期损伤脾胃。这类孩子的抵抗力也会比一般孩子更差，生长发育也容易落后些，越是这种情况，调补起来越要谨慎，绝不能简单粗暴地给孩子用成年人的方法，吃燕窝、鹿茸、人参这类价格高昂的补品。

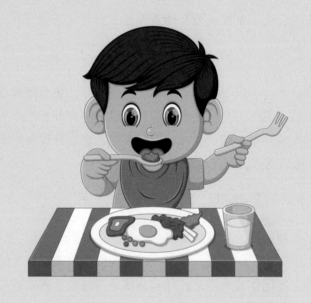

第❸章　喂养篇

　　为什么孩子总是要追着喂、不省心？很多家长把孩子不长个的原因归咎为吃太少。可有些时候，孩子哪怕吃很多、每天吵着要吃东西，却也还是瘦瘦小小的、生长发育落后。问题不是出在"吃得太少"上，恰恰相反，是孩子吃得太多、损伤脾胃了！只有真正掌握适合孩子的喂养方法，才可能给孩子吃出好体质、吃出理想身高。

第①节 🍀

想让孩子长高、长壮，一定要学会科学喂养法

中医历来重视儿童保健，通过对儿童体质的调理，能达到少生病、不生病的理想效果。我经常在看诊或讲座的时候叮嘱各位家长："上医不治已病，治未病。"未病先防，这是中医"治未病"的首要，不仅是儿科中最能体现医疗价值观，也是养育孩子的黄金法则。"治未病"儿科是最有价值的一个学科。

简单理解，就是在疾病尚未显露端倪之时，就运用中医育儿保健的方法，给孩子稳妥地调理养护，使孩子的整体体质趋于平和，不容易致病。

有的孩子从小体质偏弱，生长发育瘦小，身高体重刚刚及格甚至都不达标，平时又经常小病小痛，概括总结就是"孩子比较难带"。这类孩子的家长往往会比较焦虑、着急，很想找到让孩子体质好、少生病、长得好的方法，但效果往往事倍功半。这是为什么呢？

很多家长在养育孩子时，常常忽略的一点是：孩子的生理病理特点和成年人不一样。

了解孩子"虚寒"的体质特点，为养护孩子打好基础

孩子都是"稚阴稚阳"的。它指的是孩子的五脏六腑"成而未全，全而未壮"，指的是孩子"脏腑娇嫩，形气未充"。孩子的阴和阳、形和气都是幼稚不足的。孩子也是"体秉少阳"的。其中，纯阳不是说孩子的阳气很盛，而是指孩子生机蓬勃，发育迅速。

所以，所有的孩子一生下来，阴和阳都是稚嫩的，而阳气虽然蓬勃，但相比阴气则更为不稳定，是幼稚之中更幼稚，因而显得阴相对过剩，所以整体表现出"儿为虚寒"的气虚虚寒体质。这也是我从事中医儿科30多年总结的独家理论。

对于孩子虚弱、稚嫩的阳气，我们家长需要做的就是从衣、食、住、行、情志、医疗6大方面细心呵护。合理喂养，现在孩子最不缺的是营养，缺的是合理获取营养的方法；合理用药，不能滥用补品、凉茶以及西药之抗炎等"虎狼之药"。

用一个恰当的比喻，孩子如同纤纤幼苗，稚嫩但有生命力，古代称之为"芽儿"；此时，不要过度浇水把小苗涝死，也不要过度施肥把小苗烧坏，而是需要给它创造一个和谐、适合的生长发育空间。

孩子气虚，五脏六腑"成而未全、全而未壮"，脾胃更是虚弱、幼稚不足。所以，我们更不能给脾胃过多的负担。

吃到十足饱，孩子往往吃撑了，脾胃功能就会因此受损。胃主受纳、脾主运化，吃进去的东西无法正常地消化吸收，变成停留在身体里的垃圾糟粕，逐渐会影响到阴阳平衡的失调。

明明给孩子吃很多，但孩子还是瘦瘦小小的？给孩子补很多，却效果甚微、适得其反？家长们要反思喂养上是否出错了。

从本章开始，我将带领大家了解给孩子科学喂养、顾护脾胃消化的一系列方法。想让孩子正常生长发育，合理地呵护孩子，实际并不难。最关键的总原则是呵护好孩子的后天之本——脾胃。

如何给孩子科学喂养，顾护好脾胃"后天之本"？

早在宋代，名医陈文中在《小儿病源方论·养子调摄》里提到："养子若要无病，在乎摄养调和。吃热吃软吃少，则不病；吃冷吃硬吃多，则生病。"归纳总结后，我建议家长记住三句"科学喂养总原则"：

选择易消化的食物，吃软食；吃清淡，慎吃寒凉、刺激性强的食物；少食多餐，按需喂养。

我们来逐一详解：

① 选择易消化的食物，吃软食

从主食到蔬菜、肉、蛋，如何给孩子选择，细心的家长都有研究。主食的选择上，易消化程度从易到难排序：粥 > 发面 > 烂饭 > 死面（即没有发酵过的面制品）。

经过小火慢炖，粥水已经煮得很软柔细腻了，不用再细嚼慢咽，也能很好地消化，对肠胃非常友好，还能起到滋润咽喉的作用。如果专门给孩子补充津液，粥水比白开水可能更有效一些。粥水是补脾的，相比较水，更能被脾胃消化吸收，变成津液为己所用。

米饭的选择上，新鲜软熟的米饭就比隔夜饭、炒饭更容易消化。

蔬菜、肉、蛋的选择上，更要以适合孩子的消化为主，可以这样给孩子选择：

蔬菜：吃应季蔬菜，以平性、好消化为主。

肉：消化好时可以吃少量肉类；消化弱、积食的孩子，可以用豆腐等"植物肉"代替。

蛋：蛋花汤、蒸鸡蛋羹比炒鸡蛋、煎蛋、白煮蛋（包括剥壳蛋）更好消化。

判断孩子吃的食物是否合适、能否消化，最简单的方法就是看孩子第二天的大便（须用好我常说的"许氏10秒消化判断法"），如果有食物残渣，那肯定是消化不了的。下次注意再煮烂一些，用烹煮的技术提前帮脾胃承担一部分消化工作。

总体来说，孩子吃的食物，要比成年人的食物软烂。此外家长还要锻炼孩子的咀嚼能力，不要囫囵吞枣，随便嚼一嚼就下咽（但注意不要过度强调咀嚼锻炼）。要保证食物进入脾胃的时候，是容易消化的，这个度的把握就是要家长在育儿过程中细心地观察和总结。

② 吃清淡，慎吃寒凉、刺激性强的食物

慎吃寒凉有两层含义：一是不能让孩子吃冷食；二是不能让孩子吃寒食。

人体是有温度的，食物进入胃里，如果是冷的，就需要调动脾胃的热量将食物"焐热"，而孩子为虚寒之体，脾胃功能本身就很弱，消化冷的食物所需的能量肯定要大于消化温的食物，会给脾胃增加不小负担。

脾胃自己的热量不足，甚至会从肾里面调出肾气转化成热量，时间久了，不仅脾气不足，肾气也会不足，这样的孩子怎么会强壮呢？尤其是脾胃偏虚的孩子，冷饮、雪糕就不要吃了。

除了温度上的寒凉要避免，食物偏性上的寒凉也要避开。孩子是虚寒之体，孩子的阳气是很稚嫩的、不成熟的，像刚燃起的小火星，呵护还来不及，又怎舍得用大寒的食物去浇灭它？

而且，孩子出生后，先天的肾气有赖于后天脾土生化而不断补充。如果孩子饮食过冷、过硬、过多，就会伤及脾胃之气，耗伤阳气，不仅容易导致孩子体格发育落后，也更容易导致疾病的发生。

最常见的错误喂养寒凉食物，比如给孩子每天喝酸奶、益力多，吃香蕉、猕猴桃，这些都是偏寒的，容易伤及孩子脾胃。南方家长还喜欢给孩子煲凉茶，这也不适合孩子的虚寒体质。

反倒建议孩子适当吃一些温热的食物，比如炒菜时适当放姜、葱、蒜等，孩子消化好、无明显炎症、无外感的情况下，水果也可以选择一些平性偏温的，如龙眼、荔枝，甚至是榴莲等。

有家长问我能不能给孩子吃咖喱启脾开胃。咖喱这类刺激性食物，主要由姜黄、桂皮、辣椒、白胡椒、小茴香、孜然等香辛料组合而成，确实能开胃。不过，对年龄较小的宝宝来说，咖喱过于重口了，刺激胃肠之余，还可能因控制不好量而导致食滞。大点的孩子，可以在夏天偶尔品尝些咖喱食物，给身体发发汗。

③ 少食多餐，按需喂养

孩子身体弱小、总长不高、常生病，家长就总想给孩子补一补，殊不知这种行为正是错误喂养的重灾区。

元代著名儿科医学家曾世荣在《活幼心书》中提到："四时欲得小儿安，常要三分饥与寒；但愿人皆依此法，自然诸疾不相干。"此外，他还说："殊不知忍一分饥，胜服调脾之剂。"

这两句话，道出了给孩子科学喂养的要诀。孩子吃到7分饱，不要吃太多，不要吃太饱，很多小儿常见病就不容易找上门。

孩子的脾胃是后天之本，它与孩子最容易犯呼吸道疾病的肺金为"母子"，肺又与大肠相表里；当补品不适合孩子，补品就不是补品，而是使脾胃受损的废料垃圾。

所以，给脾胃适当做减法，反而能调理脾胃——回想我们小时候，物质条件没有现在充裕，孩子三餐营养看似不富足，但每个孩子都能跑能跳，面色红润，体质也比现在的孩子强一些。

这里给大家参考一下何为7分饱：

6分饱：虽然还肯吃喜欢的食物，对于不太喜欢的食物就不太碰了。

7分饱：进食速度明显变慢，基本饱了，好吃的食物也没之前那么香了。

8分饱：开始打饱嗝，比较抗拒继续喂食。

孩子吃到7分饱，家长就要控制其停下来，不要再吃了。

说了这么多，和大家总结一下：

孩子皆为虚寒体质，"后天之本"脾胃更是虚弱，因此一切保健调补、疾病防治都以此为基础。因此，最重要的育儿思想基础，就在于抓住孩子"气虚虚寒""脾虚"的体质；最重要的照顾看护理念，就是科学喂养、防治未病。

只要养育得当、喂养得当，随着年龄的增加，阳气自然能够稳固，原来的"寒"只是假的寒，孩子自然能够茁壮成长。

第 ❷ 节

宝宝的身高基础，从出生前就要打好

孩子是否能长高，先天禀赋很重要。这个"先天禀赋"，可不仅仅是爸爸妈妈的身高，更涵盖了妈妈孕期对胎儿的养护。

早在古代，从《周礼》的胎教法，到北齐徐之才的十月养胎法，古人对孕产的重视可见一斑。《千金方》就有提到，"儿在胎日月未满，阴阳未备，脏腑骨节皆未成足，故自初迄于将产，饮食居处，皆有禁忌。"胎儿期，孕妈妈的饮食作息等是一定要多加注意。怀胎 10 月，胎儿也在妈妈的肚子中茁壮成长，这段时间如果养育得当，宝宝呱呱坠地之时，就元气足，为日后的生长发育夯实基础，这就是做好胎教的必要性。

儿科临床中，我发现一些年轻的妈妈视孕期调养为"陋习"，孕期饮食不忌口，作息不注意，觉得无所谓。实际上，几乎无一例外的宝宝案例告诉我们，宝宝出生前，若是先天护养得好，禀赋强健，宝宝出生后五脏六腑的发育就会相对成熟，也会更快地适应外部环境，不仅宝宝会长得好，家长也会带得更轻松一些。

所以，家长若是问：想让孩子长高，有什么方法呢？其实在孩子出生前就要开始学着如何调养了。具体该如何做呢？

孕期饮食要均衡，阶段性有侧重

胎儿在母体中的生长发育，全靠孕妈妈的气血濡养，而孕妈妈的气血充盈与其摄入的饮食营养及脾胃功能又直接相关。孕期有的准妈妈胃口差，有的准妈妈又经常感到饥饿，但总的来说，过饥或过饱，都是不可取的。孕期各个阶段，营养摄入也要有所侧重。

孕前期，多摄入富含叶酸、蛋白质、铁质、钙质、维生素、卵磷脂及锌的食品，如排骨、瘦肉、鸡蛋、豆腐、木耳、松子、燕麦、牛奶、豆浆、新鲜的各种颜色蔬菜水果。

孕中期，多摄取富含铁质的牛肉、羊肉，含钙较多的鱼、贝壳类、骨头汤、鸡蛋、紫菜、海带、芝麻、松子、核桃等坚果类，以及新鲜的蔬菜水果等。

孕后期，在饮食上可以少量多餐，前两期中补充的营养应继续维持。孕后期要避免营养过度，导致胎儿过大而难产。

饮食有节制，适度进补

新生儿黄疸在初生儿中很常见，中医有阳黄与阴黄之分，阳黄，黄疸之属湿热，和孕期准妈妈的饮食有直接关系。有的宝宝一出生就浑身湿疹、生理性黄疸明显，其实就和孕期饮食不注意有关。建议尽量避免辛辣的食物、寒凉冷食。经常有一些准妈妈孕期嘴馋，情绪也不好，很想吃一些火锅、烧烤来解馋，实在控制不住偶尔吃一次还是可以的，孕妇的情志也是需要顾护的，但是还是要尽量少吃或者不吃。

小贴示

孕期饮食要注意几点：

孩子黄疸多是湿滞郁热，湿滞首先就是脾失职了，所以孕妈妈也是要顾护脾胃的。可以喝一些鲤鱼汤，健脾和胃，通乳安胎，利水消肿，对胎动不安、孕期浮肿有特别疗效；莲子有清内热去火气、健脾益气的效果。此外，猪肚也有健脾的功效，保胎安神的效果也不错；黑芝麻里面含有大量的DHA对宝宝智力发育有好处。中医认为，肾是先天之本，胎儿期特别要重视，而黑芝麻能补肾气、益精血，脑部发育跟肾的关系非常密切，也是有益孩子智力的。

孕妈妈想要健脾益气，还可以多喝一些羹粥，比如：葡萄干粥、牛肉香菇羹、红枣小米粥、莲子山药粥等。等到了孕晚期，可以适当祛湿。用玉米须或者茯苓煲水是比较好的，薏米祛湿但是孕妇要慎用，芡实祛湿但可能会导致孕妇便秘。

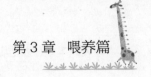

孕期谨慎用药，必要时先咨询医生

现代临床实践发现，滥用药物是导致胎儿畸形的重要危险因素。这是孕期家长们一定要谨慎小心的一个方面！

其中，有些中药是孕妇忌服的。比如，一些辛热动火、破血逐瘀、攻泻滑利的药材，都会引起流产、早产、死胎、畸形等；一些香囊香包，看似无害，其实药性走窜，活络气血，孕妈妈们也要小心谨慎，避免意外。

小贴示

孕妇禁用中药：

水银、砒霜、雄黄、轻粉、斑蝥、马钱子、蟾酥、川乌、草乌、藜芦、胆矾、瓜蒂、巴豆、甘遂、大戟、芫花、牵牛子、商陆、麝香、干漆、水蛭、虻虫、三棱、莪术、牛膝、川芎、红花、桃仁、姜黄、牡丹皮、枳实、枳壳、大黄、番泻叶、芦荟、芒硝、附子、肉桂等。

最稳妥安全的办法是，妊娠期无论由于什么病引起的用药和治疗，一定要咨询医生，最好回到妇产科咨询。有时其他科室对孕期的用药并不十分了解，我们最好规避相关的风险。

孕期适度运动，保证充足睡眠

孕妇要有充足睡眠，又不能长期躺床，否则会造成气血凝滞，对胎儿不利。中医认为，妊娠期"五月以前宜逸，五月以后宜劳"，适当散步、走动，对生产有帮助。

当然，还要注意一些动作不能做，如搬抬、举重、登高、临险等。《产孕集》所说孕妇"毋登高，毋用力，毋疾行，毋侧坐，毋曲腰，毋跛倚，毋高处取物，毋向非常处大小便，毋久立，毋久坐，毋久卧。"那些家里爬高、拖地、搬东西的事情，就交给准爸爸来做吧！准妈妈休息好了，胎儿的体质和脏腑功能自然都会发育得更好。

常被忽略的一点：孕期情志养护

孕期准妈妈的情绪会直接影响胎儿的身体健康的。中医胎教思想非常重视孕妇的心性修养，包括清静养神、修性养德、情欲适度、顺应四时、养心调神等。

如果孕妇喜怒哀乐等七情过极，则会导致脏腑功能紊乱，气血失调，必然会影响其本身以及胎儿的健康。

> 怀孕是一个漫长、艰苦的过程，其中的辛酸与惶恐"不足为外人道也"。受到体内激素影响，准妈妈们的情绪也如同"过山车"忽高忽低，此时就一定要学会一些自我纾解、缓解抑郁情绪的方法，比如听音乐、读书、散步等生活方式，保持情绪稳定，促进胎儿健康成长。

其他家庭成员也一定要多体谅准妈妈，细心呵护准妈妈的情绪。这么做，也为即将到来的宝宝营造一个充满爱、和睦的家庭氛围。

第 **3** 节

母乳和配方奶，哪种能让宝宝发育好、长得快？

婴幼儿喂养，是育儿界永恒的热门话题。有很多刚晋升父母的新手家长感到不解与迷茫。都说母乳喂养对婴幼儿来说最好，坚持母乳喂养，但宝宝体重却增长不大，比不上喝奶粉的同龄宝宝。纯母乳喂养，宝宝却吃出了消化问题，大便连续十几天不正常。

究竟选母乳还是奶粉呢？到底哪种奶能让宝宝获得充足营养，发育好、长得快呢？其实，关于给宝宝选奶方面，真的不用太纠结。

母乳喂养还是配方奶喂养，不如关注脾胃消化

首先必须肯定，一般情况下，母乳喂养对宝宝的生长和妈妈的产后健康是最优选择。对于宝宝来说，母乳的营养成分比一般配方奶丰富、易于吸收、低致敏性，更适合宝宝体质，有利于宝宝智力与神经的发育。

对于妈妈来说，母乳喂养可以改善产后的子宫收缩，喂奶时的抚触还能增进母婴感情、稳定宝宝情绪。而且，宝宝出生后6个月内，大部分抗体可通过母乳喂养获得，这是配方奶无法做到的。

因此，宝宝6月龄之前，建议纯母乳喂养。有条件的情况下，可以一直母乳喂养到1岁半。需要注意的是，母乳虽然易吸收，但宝宝吃母乳也可能出现消化不良。

如果妈妈有以下问题：奶水不足；感冒发烧、乳腺炎；传染病、精神病、严重心肾疾病；必须上班等情况，没有随时母乳喂养的条件，可以选择配方奶或母乳、配方奶混合喂养。

比起简单粗暴地争论母乳和奶粉哪个更好，各位新手家长其实更应该关注新生儿的消化问题。小儿"脾常不足"，1岁前的宝宝，更要把脾胃健康的基础打好，才能正常吸收营养，少生病。

比如，哺乳妈妈吃得过补，妈妈消化的营养，会通过奶水传递给宝宝。所以，对于过于老旧的"坐月子"观念：如不宜下床走动、必须吃甘肥厚腻的食物大补"催奶"等，不仅对妈妈们产后恢复不利，还会从宝宝一出生就埋下"消化隐患"。

新生儿宝宝喝奶，究竟该吃多少？

俗语常说"会哭的孩子有奶喝"，很多家长于是下意识地以为宝宝"哭=饿"。很多时候，确实在给宝宝喂奶后，可能会让他安静下来。不过，这种平静可能是饥饿感得到满足，也可能是通过喂奶，宝宝得到了陪伴、抚触的安慰。

如果一味地将宝宝哭闹视作"肚子饿要喝奶"的信号，宝宝很可能摄入营养过量。虚弱、未发育完全的消化系统被迫承受过量的消化任务，那可会出大问题。

所以，初为家长，给宝宝科学喂养的第一课，就是要学会看懂宝宝是否喝饱奶，学会按需喂养。主要看以下4点：

① 喝奶的时间

通常来说，宝宝在大力吮吸的情况下喝10分钟左右就能喝饱。大力吮吸时宝宝通常吃两三口就能听到咕噜的吞咽声音。如果宝宝喝十几分钟就会吐出奶头、吮吸变慢，说明宝宝喝奶的时间是够的。

② 喂奶间隔时间

1岁左右的宝宝喝完奶能睡2~3个小时，饿了后再醒来喝奶。如果每次宝宝喝完奶到下一次喝奶的间隔时间差不多，通常说明宝宝是喝饱的，不用太担心。但是，宝宝要是睡一会又啼哭着醒来，那就要考虑喂

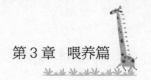

奶量或辅食量是否要酌量增加了。

③ 大便小便的次数

半岁宝宝每天小便的次数在6次以上，大便次数至少2～4次。大便的次数会随着肠道功能成熟逐渐减少；等宝宝添加辅食后，大便次数会逐步减少为1天1～2次。注意，如果发现宝宝大便的量和次数都明显少，不一定是没喝饱，还要结合小便次数是否规律加以判断。

④ 体重增长

对于6个月以内的宝宝来说，每个月体重增长在400～600克。宝宝6月龄以内，建议家长每个月为宝宝测一次体重和身长，通过数据就可以知道宝宝的生长状况达不达标。

孩子吃不饱，就会通过哭闹来索要。家长反而要注意不要让孩子吃得过多，通过每天检查孩子的消化情况来判断。也可以更简便地用我经常介绍的"许氏10秒消化判断法"的方法来评估。

第**4**节 ❀

5～6月龄添加辅食就能让孩子赢在起跑线?

"让孩子赢在起跑线上",这是家长时常喊在嘴里的一句,但凡有什么事情要是和周围的同龄人比较,慢上一些,家长就如临大敌,哪怕是孩子的生长发育,家长也总是着急能不能早点。殊不知,不考虑孩子的生长发育情况,一味追求"赢在起跑线上"对孩子的成长并无益处。

随着孩子的成长,到了5～6月龄时,家长开始着急是不是能添加辅食了,是不是越早添加辅食越好呢? 今天我们来一起学习一下。

为什么要给孩子添加辅食?

半岁以内的小宝宝最好纯母乳喂养,随着宝宝渐渐长大,母乳喂养已经不能满足其生长发育需求,家长就要逐渐给宝宝添加辅食。这其实也意味着宝宝的脾胃消化能力已经达到了吃辅食的标准,是宝宝原本"成而未全、全而未壮"的脾胃一步步趋于成熟的标志。随着宝宝生长发育日趋成熟,饮食习惯也必然会一步步向成年人靠拢。

随着辅食的添加,可以逐渐减少哺乳次数。母乳充足的情况下,可以继续喂养,但是不主张孩子超过一岁半还吃母乳。因为超过一岁半还在母乳喂养,不仅不利于断奶,更不利于孩子对辅食营养的消化吸收,还会为其今后偏食挑食打下不良基础。

添加辅食是不是越早越好?

急性子的家长听到说辅食添加晚了孩子会偏食挑食,那是不是越早添加越好呢? 当然不是! 北宋儿科医家阎孝忠在《阎氏小儿方论》写道:"半岁以后,宜煎陈米稀粥,取粥面时时与之,十月以后,渐与稠粥烂饭,以助中气，自然易养少病。唯忌生冷油腻荤茹甜物。"唐代药王孙思邈在《备急千金要方》写道："儿早哺者，儿不胜谷气，令生病，头面身体喜生疮，愈而复发，令儿尪弱难养。"这两位大医家都记录了宝宝添加辅食的合理做法，包括添加的时间、食物的选择、添加的渐进过程、错误添加的一些后果等。根据我多年的临床经验，这些古代儿科名医师的做法确是行之有效的、很符合现代宝宝喂养规律的。

什么时候能给宝宝添辅食？宝宝脾胃说了算！

适合开始添加辅食的时间，应该是宝宝脾胃消化的能力成熟、能够适应和消化辅食的时候。一般来说，宝宝有这些表现，意味着生长发育到了一个特定阶段，可以尝试添加辅食：

①	宝宝的体重已达到出生时的 2 倍。
②	宝宝能够自己靠坐、控制头部的转动、保持上半身平衡，并通过前倾、后仰、摇头等简单动作表达想吃或不想吃的意愿。
③	家人吃东西的时候，宝宝明显感兴趣、想尝试或模仿。
④	喂宝宝时，会有明显尝试吞咽的动作，并表现出很开心的样子。
⑤	宝宝每天奶量可达 1000 毫升以上，喂奶次数 8～10 次；大便中没有奶瓣，没有对食物消化不良的表现。

通常来说，这些情况会在宝宝满6月龄后出现，所以健康体质的婴儿，6月龄后可以开始添加辅食。但如果宝宝暂时还没有出现以上情况，或者出生时是早产儿，平时消化一直很差，就不要着急添辅食，可以等到7～8月龄再说。宝宝不会因为晚一点添加辅食就变笨、发育不良，我们要耐心等待宝宝的消化系统准备好。

正确添加辅食，在宝宝生长发育过程中，是很关键的环节。我一直强调，脾胃是后天之本，孩子脾虚最高发的是在4～6个月辅食添加的时候，超过80%的小宝宝脾虚，都是由于错误的辅食添加造成的。因此希望家长不要过分着急，避免揠苗助长。

第 5 节

适合宝宝食用的助长辅食，这样煮更营养

给宝宝添加辅食，当然不可能第一天就和成年人一样吃喝。随着宝宝脏腑发育的逐渐完全，从软到硬、从稀到稠、从细到粗、从少到多、种类从单一到多样，在宝宝身体健康时添加，这是给宝宝添加辅食的总原则。

我给大家介绍一套宝宝添加辅食建议表。要注意，这份表并非让家长"生搬硬套"，而是想让大家更直观地了解各个年龄段宝宝每日所需营养的构成。平时的喂养，无须完全按照表格来吃，要视宝宝的消化能力灵活喂养。

7 月龄：辅食以米粉、米糊为主

宝宝的第一口辅食吃什么？强化铁的营养米粉、米糊是比较好的选择。注意掌握好米粉浓度，不要调得过于黏稠。等宝宝花 2~3 个星期适应了奶之外的食物后，还可以给宝宝喝点米汤。米汤生津、润燥、润肠、健脾。我最看重的，是其补气的功效，孩子最需顾护的就是气机。

8 月龄：尝试软泥状食物

8 个月宝宝可以从流质食物慢慢往泥状软食过渡，例如香蕉泥、蛋黄泥等。可以开始吃两种以上食物的混合物。在增加辅食的同时，可以开始减少喂奶的量。

9 月龄：逐渐培养宝宝咀嚼能力

食物性状可以过渡到略带硬度、更需要咀嚼的羹类食物，要以宝宝能用牙龈嚼碎为原则，不能过硬，否则会伤害刚萌出的乳牙。可以给宝宝摄入适量的脂肪和蛋白质，以及动物肝脏、豆类、深绿色蔬菜等富含叶酸的食物。

10月龄：磨牙小软饼，同时注重营养均衡

10个月的宝宝还在出牙期，需要多种营养元素，补充维生素A、维生素D、钙、锌、磷等。日常饮食中要包含奶、蔬菜、水果和肉。辅食可以做成有点嚼劲的小软饼，切成条状、块状，训练宝宝用手自己拿着吃。

11月龄：尝试小块食物

应该补充适量的碳水化合物、糖类。辅食不用切得细碎或者过于软烂。小块的肉丁、水果块等可以试着让宝宝自己抓着吃，要注意别让宝宝噎到。

12月龄：补充蛋白质、尝试固体食物

注意蛋白质的补充，尤其建议摄入动物蛋白，比如奶、蛋、肉等，豆制品等植物蛋白多是粗蛋白，会增加宝宝的消化负担，摄入量不宜过多。同时可以开始接受一些成形的固体食物，例如土豆块、萝卜块或者西红柿丁、瘦肉丝等，但食物质地还是要以细、软、好消化为主。

1～1.5岁：多准备富含维生素的食物

每天需要摄取足够的谷物、肉类、水果和蔬菜。除了日常的碳水、蛋白的摄入，家长可多准备一些富含维生素的食物。

1.5～2岁：注意补充钙质

这一阶段的宝宝对钙的需求增多，如果摄取不当，宝宝很容易缺钙，要为宝宝补充钙元素。宝宝的咀嚼能力进一步提高，食物硬度可以循序渐进地增加，可以尝试吃切成扁平的薄片状的食物。

2～3岁：饮食习惯逐渐靠近成年人

2岁以后，宝宝能吃的食物越来越多了，脾胃功能也相对成熟。以蛋、奶、肉、蔬菜、水果、谷类等混合喂养为主，开始向成年人饮食靠近，但辅食质地要比成年人的细、软、烂。此外，宝宝的胃较小，三餐可能还不能满足身体的营养所需，所以两顿正餐之间的加餐成了补充营养的重要途径。

第 6 节 ❀

每天花10秒，大大增加孩子高个概率

比起给孩子吃什么，我更关注怎么给孩子吃。现在大家的物质条件普遍比早年更富足，极少出现有孩子因为吃不上饭而营养不良的。但为何孩子们吃得很多、很好、营养丰富，却依然有营养跟不上、生长发育落后的情况出现呢？

原因出在孩子的脾胃上。简单理解，摄入的食物比脾胃能负荷的更多，无法消化这些食物，它们会变成"废料垃圾"滞留在孩子的肚子里积瘀发酵，负责把食物转化成营养供给全身的脾胃也会"罢工"失运。不及时调整喂养、帮孩子助消化，长期如此，身体一方面得不到营养，另一方面积食越来越严重，体内的"废料垃圾"还会化热、化湿……进一步损害孩子的健康。

所以，与其给孩子吃多、吃好、吃贵，不如学会按需喂养、反馈式喂养。通过检测孩子的脾胃消化状况，准确把握孩子食量——这也是我们前面第1节反复强调的，吃少、吃7分饱的孩子更健康的原因。

如何在日常生活中有的放矢，抓住关键点——关注孩子的脾胃消化变化情况呢？其实每天仅花10秒钟的时间，就可以判断孩子的脾胃情况。这个"许氏10秒消化判断法"，是我多年的临床经验结晶，好学易会，能比较准确地帮助家长观察孩子的脾胃消化状况。

10秒消化判断法，该怎么给孩子用？

家长每天在孩子漱完口或吃完早餐后花上10秒钟时间观察以下4个方面：

> **第一招，看舌苔**
>
> 舌苔是胃气的体现。如果孩子舌苔比平时厚，大概有积食的情况。

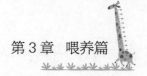

第二招，闻口气

如果孩子明显口气大、发酸发臭，那多半也是食物不消化，积滞堵塞在胃肠道里了。

第三招，看睡眠

胃不和、卧不安，尤其是孩子的表现最为明显。如果平时睡得好好的，突然睡得不安稳，哭闹、说梦话、翻来覆去、变成趴着睡，那孩子也多半是积食了。

第四招，看大便

大便也是最直接体现孩子胃肠状况的，观察大便的时间、次数、颜色、味道、性状等。如果发现孩子开始便秘、拉稀、有奶瓣、有残渣、味道酸臭、鼻涕样便，不用犹豫，基本就是积食了。

中医判断孩子有积食，方法有很多。但是最快速反应，又简单容易判断的，就是以上我归纳的4个方面：舌苔、口气、睡眠、大便，也就是"许氏10秒消化判断法"。

最好每天早上孩子刷完牙、吃完早饭后半小时，用这个方法观察、回顾孩子的消化状况；如果因为孩子要上学等原因，无法在早餐后半小时观察舌苔、口气、大便，则每天选择同一时间观察，对比前后几天有何变化、不同。但凡孩子有1~2个方面出现不正常，家长就要警惕，如果有2个以上同时表现为不正常，那就要马上调整喂养方法，同时应消食导滞，还要控制情志。

经常有家长带着几个月大的宝宝的大便照片来面诊，大便中明显有奶瓣和残渣，家长会问："许医生，宝宝这是积食吗？但是我们是吃母乳，我饮食很清淡，也没有给宝宝吃很多，怎么就会积食了呢？"

家长的逻辑通常是：因为找不到孩子积食的原因，所以不敢判断孩子是积食了；因为"想不通"，所以"不相信"，继续给孩子喂很多食物。这是非常错误的。孩子的体质特点就是容易积食，哪怕在我们成年人眼中看似正常的饮食，对孩子来说都有可能超负荷——一个长期超负荷的机器都更容易损坏，又怎么能要求长期超负荷的孩子茁壮成长呢？家长们要先正确理解孩子的体质特点，每天监测孩子的消化状况，按需喂养，灵活调整，这才是真正适合孩子的喂养方法。时刻记住孩子"脾常不足"的生理特点，哪怕是正常的饮食喂养，数天后也可能有积食的表现。

还有的家长，孩子一有消化不良的情况就马上吃益生菌或者换奶粉，这反而更进一步伤害孩子的脾胃肠道。有了积食怎么办？我们下一节内容再详聊。

第 7 节

这个"明星"食疗方可以助孩子长高！全年龄适用

孩子的身体素质是决定孩子身高的重要因素。在日常生活中，哪些问题影响着孩子的身体素质呢？正所谓"四季脾旺不受邪"，脾胃功能决定了孩子抵抗力的高低。孩子只要脾胃好，90%的常见病都是可以被预防的。孩子少生病或者是不生病，身体机能就能更加充足地生长发育。

但是生活中，家长总是喜欢哄喂孩子，盲目地给孩子补充营养，殊不知吃多、吃得不好消化都会引起积滞、伤脾胃。积食是造成孩子脾胃受伤的最常见原因，孩子的生理特点是"脾常不足"，脾的运化吸收能力远不及成年人。

> 结合临床经验，给孩子消积食，我最常推荐三星汤，这是我临床30多年的一个经验方。前面我们了解了如何运用"许氏10秒消化判断法"，判断孩子是否积食。当发现孩子有积食，除了立即调整饮食，暂时减少每餐食物的种类和量之外，还可以用三星汤助消化。

用好明星消积方三星汤，帮助孩子及时助消化

一般来说，消导的药物均有一定的攻伐作用，经常使用会伤阳。但由谷芽、麦芽、山楂组成的三星汤是平性偏温的，适合孩子"虚寒"特点，其消导作用温和，不会由于攻伐过猛而损伤孩子稚嫩的脾胃，反而有一点点温补的效果。所以，这个儿童食疗方的优势在于全年龄适用，小宝宝如果有乳积，也可以在把奶粉冲稀，酌减喂奶量、辅食的同时，服用三星汤（或新三星汤），替脾胃"减负"。

推荐食疗方·三星汤

材料： 谷芽 10 克，麦芽 10 克，山楂 3 克。

做法： 1 岁以内，1 碗水煎成小半碗（约 30～50 毫升）；2 岁以上可用 600 毫升水煎取约 50～80 毫升。消化不好时，配合素食服用三星汤，连服 2～3 天，调理期间奶粉要冲稀，减少辅食或暂停辅食；日常保健预防积食，配合素食服用三星汤，每周 1 次。

功效： 药效温和，消食导滞。

适用年龄： 全年龄适用。蚕豆病可服。

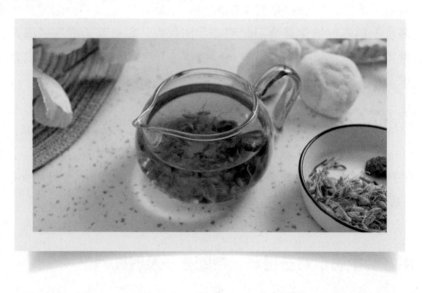

　　三星汤由三味药组成：谷芽、麦芽、山楂。说是药，其实更是偏药食同源之品，这也是为何它能给孩子放心对证饮用的原因。如果家长每天使用"许氏 10 秒消化判断法"监测孩子的消化状况，发现孩子有积食的征兆或表现时，立即每天喝 1 剂三星汤，连服 3 天左右，基本上就能消除积食。

　　不过，不要觉得有了三星汤的保驾护航，就可以给孩子肆意吃。服用三星汤的同时，还需要吃少、吃素。

　　吃少，减少摄入量。如果发现孩子消化不好，无论多大的孩子，首先就是减少摄入量。少吃多餐，奶粉冲稀，像呵护成年人胃病那样去呵护孩子积食的脾胃。

　　吃素，控制饮食的内涵。孩子消化不好了，就不要给他吃得太复杂，吃得太难消化，暂时尽量不要吃肉。因为药性温和，所以三星汤最好配合素食，才能起到比较好的消积食的效果。不过，三星汤再温和，毕竟也是消导的汤方，不要为了避免积食，每天都给孩子喝1碗，这样做会损伤孩子的正气，得不偿失。

　　给孩子服用三星汤的那2～3天，可以明显看到孩子便便偏黑、偏棕，甚至偏臭，那就是清肠胃的过程。

因人而异，如何定制每个宝宝的专属三星汤？

　　每个孩子的体质和积食特点都是不一样的，我们在给孩子消食导滞的时候，最好也能够根据时节特点和孩子体质进行调整，这样可以起到更有针对性的效果，就像量体裁衣。比如，有的孩子对三星汤中的麦芽、谷芽过敏，这种情况就可以酌情替换成同种功效的食药材。

　　比如，有的孩子不喜欢喝三星汤的口感，觉得它太酸了，除了加少量黄糖调味之外，还可以将山楂稍微炒一下，整体更温和，偏酸的口感也没那么强烈。有的孩子体质比较虚，建议把三星汤换成麦芽（10克）、山楂（3～5克）、莱菔子（10克）组成的新三星汤。

　　对麦芽过敏的孩子，可以把三星汤中的麦芽替换成5克炒鸡内金或1个芒果核；对谷芽过敏的孩子，可以把三星汤中的谷芽替换成莱菔子（3岁以上莱菔子8克，3岁以下5克）。

三星汤增两味，最适合春夏饮祛湿、防积食

　　夏季气候最突出的一点就是热夹湿，越往后，湿热越明显。从每年的4—5月份到7—8月份，我国自南向北会陆续进入梅雨季节，天气也会越来越湿热。湿气困阻中焦脾土，孩子更容易积食、湿滞。如此一来，不仅容易生病，还会阻碍气血的运行，影响孩子的生长发育。判断孩子体内有没有湿滞，看看舌苔和大便就知道了。舌苔厚腻、大便软烂（"臭臭"粘在马桶壁上难以冲净）都是湿气重的表现。给孩子祛湿，不少家长也是和成年人一样

给孩子喝薏米汤，这种做法是不太适合的。

所以，惊蛰过后我就推荐大家，在三星汤中加入5克木棉花（成为四星汤）和2克陈皮，消食导滞的同时，给孩子温和地祛湿，兼以疏肝理气，这样5种药材就组成了五星汤。日常保健每周1次，一直到长夏之前，我们都可以坚持这个保健方法，不需要太过祛湿。

除了三星汤、新三星汤之外，还有一些较常用的中成药，比如四磨汤口服液、小儿七星茶、大山楂丸、复方鸡内金颗粒等，都有消食的功效。但这些有的可能力道太大，不像三星汤这么温和，有的又偏寒凉。而且，过度给孩子消导是会损伤阳气的。三星汤性味偏温，最适合孩子虚寒体质。

现在我们再来总结一下如何给孩子顾护好脾胃消化，为孩子的长高打好基础。用好"许氏10秒消化判断法"，接着所有的给孩子补充营养、补脾益气、增强抵抗力等，都必须在孩子消化好的基础之上，否则不会有任何效果。如果家长从孩子很小的时候就懂得这样呵护他们的脾胃，那才是真正意义上赢在起跑线了！

第 8 节

孩子挑食不长个，该怎么办？

很多家长带着孩子来医院，说自己一到饭点就发愁：辛辛苦苦做了一桌子菜，又是查看膳食指南，又是细致搭配食材平衡营养，孩子举起筷子，却只挑挑拣拣某个菜或某个肉，对其他食物一概不理，怎么劝都没用。

这样吃法，营养怎么能均衡吸收？孩子怎么可能长得好呢？这时候，家长总是张口就说："我孩子是厌食。"其实，临床上真正符合厌食症症状的病例不多，很多孩子不是真正的厌食，而是偏食和挑食。厌食与偏食挑食是不一样的。

遇到这种情况的家长，首先要问问自己：真的非常清楚自己孩子的饮食喂养情况吗？很多时候是老人或保姆在喂饭，进食分量是否和孩子的消化能力相匹配？一天吃几顿？一顿吃多少？是否有规律？在幼儿园、学校吃得多还是在家里吃得多？

孩子出现偏食挑食问题，就说明既往的喂养中存在着饮食不合理之处。只有先细致观察孩子的饮食情况，才能有的放矢地纠正不良习惯。

两大原因，导致孩子偏食挑食

孩子挑食，在所难免，是不是就是因为饭菜不好吃呢？其实不然，在中医看来，孩子挑食，多是由于以下原因造成的：

① 脾胃虚弱，消化能力差

孩子的脾胃不成熟，消化功能相比成年人自然更弱一些。有时候，孩子身体挺健康，但家长站在成年人的角度看孩子，就会觉得吃得少、

"挑食"没胃口。如果发现孩子偏瘦弱、生长发育不及同龄孩子，要么最近孩子身体状况不太好，没精神，有一些小病小痛，或病愈初期，孩子的脾胃之气会比之前更虚弱。此时，孩子的饮食喂养就应该更小心：更细、更烂、更少，但可以适当少吃多餐。

这个时候的挑食、食不下咽，其实恰恰是身体的一种自我调节，提醒家长不要想当然地强喂那么多。通常来说，等到孩子身体状况好转，比如病愈后1～2周，孩子的胃口也会重新恢复。孩子不吃不强喂，做个"心大"家长，是我长期建议各位家长的喂养法则。我常说："孩子不吃别理他，很能吃要控制他"，就是这个道理。

② 孩子积食，脾胃满了

如果孩子存在积食，脾胃囤积的食物已经超过负荷，自然也不会再想接纳新的食物，就会出现挑食、厌食的现象。儿科临床发现，刚开始吃撑、积食的孩子，一方面不懂自我调节，另一方面想通过咽下更多食物压制胃部不适，饮食上反而不会变少。

如果已经积食到不肯吃东西的地步，往往孩子已经积食比较久、比较严重了。这也提醒各位家长，仅仅通过孩子的胃口判断是否积食，是不太准确、滞后的。更有甚者，有少部分的孩子积食早期胃口还比平时更好呢。

如何避免孩子偏食挑食？

要知道，孩子偏食挑食一旦形成，要去纠正很困难。脾土的损伤是一个量变到质变的过程，如果没能及时纠正不合理的喂养行为和生活起居习惯，长期忽视情志的呵护，加之用药不合理，那么等到孩子已经损伤了脾土，再想恢复就很难了。

明代医学家张景岳提出："小儿饮食有任意偏好者，无不致病。"偏食挑食习惯一旦形成，会导致现代医学所说的营养不均、微量元素不足、维生素不足等，影响到孩子的免疫系统，导致抗病能力低下。

所谓"有诸形于内，必形于外"，孩子出现偏食、挑食往往反映了内在长时间的脾胃不调，脾土受损。那正确的喂养应该怎么做？在小儿喂养方面有没有可以贯彻奉行的准则呢？当然有！

我常讲，呵护孩子脾胃应该做好两点，这两点就是最好的养护孩子脾胃的方法：

① 孩子没生病的时候：时刻顾护小儿"脾常不足"的特点，饮食合理，宜温宜软，忌寒凉、忌滋腻，没积食时还应健脾养胃、健脾理气，调理好脾胃中焦运化。

② 孩子生病或积食的时候，要及时助消化，减轻肠胃负担。

元代儿科医学家曾世荣说"四时欲得小儿安，常要三分饥与寒""殊不知忍一分饥，胜服调脾之剂"。意思是说，不要给孩子吃太过、穿太多，是保持脾胃健运的最好方法，适当地让孩子饿一饿，及时减轻肠胃负担，就不会有积食，也是间接健脾的方法，脾胃就能够正常消化吸收营养，也就不会出现挑食偏食了，抵抗力自然就能增强。

除此之外，调理孩子挑食偏食的情况，根本还是要从顾护脾胃方面入手。比如我们前面学的"许氏10秒消化判断法"，就要每天坚持检查孩子的脾胃消化。如果发现孩子存在积食，且积食不严重，及时配合素食服用三星汤或新三星汤消食导滞，通常3天左右孩子就能恢复。这就是"上工治未病"的道理所在。

在孩子消化好、无病痛的时候，给孩子适当地健脾，让脾胃健运起来，孩子的消化好，吃进去的食物都能被及时消化，自然胃口就会变好，挑食厌食的情况也会得到改善。具体的健脾方法，我们会在第5章中详细讲解。

对于胃口不好、容易吃撑的孩子，除了日常调整饮食，做到科学喂养7分饱之外，还可以给孩子煮一些开胃的食疗，山楂苹果黄糖水就是一个不错的选择。

推荐食疗方·山楂苹果黄糖水

材料： 新鲜去籽山楂2颗，苹果1个，黄糖5克。

做法： 山楂、黄糖放入锅中，加入适量水煮至软烂，再放入洗净切块的苹果；大火烧开，转小火煮10分钟，撇去浮沫，晾温即可食用。

功效： 开胃消食，健脾止泻。

适用年龄： 3岁以上孩子，对证、少量多次分服。蚕豆病可服。

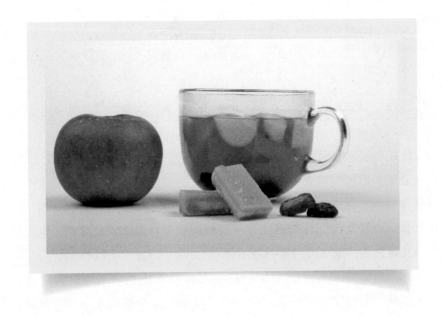

第**9**节 ❀

有一类孩子能吃不长，该怎么办？

> "孩子瘦瘦小小，特别容易积食、热气、感冒发烧，都不知道怎么调理；也就只有吃饭能让人省心，孩子胃口特别好，能吃饭，不像别家孩子这么难喂。"听到家长这番话，我反倒让这位家长注意孩子"能吃"的问题。很能吃、但瘦瘦小小不长个，其实是近些年特别多见的儿童常见体质问题——胃强脾弱。

我和家长强调：这种情况的孩子很能吃，不仅不会缓解体弱易病、生长发育慢，如不尽快控制调理，甚至会加重孩子的体质问题。那有没有切实有效的食疗方可以调理呢？

孩子能吃不长个，考虑胃强脾弱！

什么是胃强脾弱？其实就是孩子胃积没有及时消导，入里化热，内积为火，导致胃无法正常工作，稍稍消化一下食物就丢给了脾，出现"消化快、胃常空"的假象。因此孩子经常喊饿要吃的，饭量惊人，不要开心太早，这样的"能吃"，并不是真的能消化吸收，反而很容易导致脾积。如若时间久点，还会导致脾胃不和的情况、胃觉得饿了，但实际上摄入的大量食物，脾并没有能力消化。这么喂养下去，就容易出大问题！

别忘了，脾虚是绝大多数孩子的生理特点。平时稍微多吃一点都容易积食，像这样无节制的吃法，孩子肯定久积，受损的脾无法正常运转，吃进去的东西无法化为水谷精微营养濡养全身，难怪吃多少都不长肉了！因此，孩子胃强脾弱的根本原因，是原本配合无间的脾和胃，一个虚寒，一个过热，都无法正常工作。

很多家长会发现，孩子胃强脾弱，除了能吃不长个，还有明显的脾气暴躁、易怒易哭、敏感任性特质。这是因为，长期积食入里化热、脾胃虚弱，会造成肝木过亢——这也是中医"土虚木亢"的理论。孩子肝木过亢、肝火过旺，就会引起一系列性格、脾气、情志方面的问题。

如何判断孩子是否存在胃强脾弱的情况？

我总结以下4种表现，家长可以对照孩子是否有胃强脾弱的情况：

① 食欲旺盛，吃得多，已经按儿童正常食量喂养，仍经常喊饿。

② 生长发育缓慢：瘦小不高、脸色青黄。
①和②总结起来就是孩子"能吃不长个"。

③ 经常"热气上火"，常常口气大、有口疮、便秘、眼屎多、易长麦粒肿等。

④ 孩子脾气比较急躁，容易发脾气。

如何通过科学喂养让脾胃和解，调理胃强脾弱？

再放纵孩子吃多的饮食习惯，只会让孩子的脾胃越来越虚弱，孩子能吃、瘦弱不长个的情况越来越严重。此时，需要科学地控制孩子的食量。可以从以下3方面着手：

① 控制孩子的食量

把食物煮得更软烂，营养均衡的前提下，首先要控制孩子的食量，每顿7分饱、以清淡为主。

② 3 餐变 5 餐

减少喂养量后，孩子确实饿得受不了的，建议把孩子的每日 3 餐拆分成 5 餐，以少食多餐的形式满足孩子的食欲，还能把每日的消化重担分散，减轻脾胃受累。

小贴示

孩子睡前 1 小时不宜再进食。而且，有了加餐后，每餐的食物分量就要相应减少。比如，以前早上喝 1 碗粥，有了加餐后，早餐就要变成 2/3 碗或半碗，粥也要煮稀烂一些。加餐和 3 餐正餐吃主食是不一样的，可以给孩子吃些低糖、平性的应季水果，也可以吃点坚果零食。

③ 选择饱腹感更强、更好消化的食物

如果孩子偏爱吃肉，调整饮食的时候，要适当减少肉类摄入。用豆制品代替之前吃多的肉类，也是好方法。

还可以选择饱腹感强、富含纤维的食物，比如馒头、番薯、南瓜；肉类的选择上，高蛋白低脂肪也是增强饱腹感、避免过于厚腻、又好消化的首选，比如鱼肉、虾肉，又比如去皮的鸡肉等。也可以适当多选择清心养肝的食物，比如莲子、麦冬、百合、菊花、胡萝卜等。而煎炸烤制的食物、零食、甜食，一定要少吃甚至不吃。

希望家长理解，孩子胃强脾弱不是一天形成的，而是长期错误的喂养习惯逐渐导致的。在调理上，家长绝对不能抱以"给孩子饿一两天就能治好孩子"的心态，家长需要耐心调整孩子的饮食习惯，同时给予情

志上的呵护，在孩子因为暂时吃不饱而哭闹时温柔讲道理；还可以给孩子烹煮一些降胃火的食疗方，在孩子消化好、无病痛的时候，每周给胃强脾弱的孩子服用益胃汤1~2次。

推荐食疗方·益胃汤

材料： 沙参5克，玉竹5克，桔梗5克，麦冬5克，生地5克。

做法： 材料下锅，加600~800毫升水小火煲1小时后去渣分服，每周1~2次。消化状态不错的情况下可加50克猪瘦肉共煲，喝汤不吃渣。

功效： 滋阴生津，调和脾胃。

适用年龄： 2岁以上孩子，消化好、无病痛时，少量多次分服。蚕豆病可服。
（提示：也可以服用沁芳宁草本固体饮料代替）

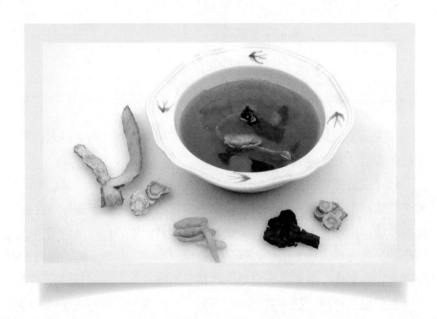

只要用科学、正确的方法给孩子调理，长期坚持下来，孩子的瘦瘦黄黄、能吃不长、脾胃暴躁、易积易病等情况，就会有大改善。

第 ⑩ 节

常见错误喂养"排雷"，呵护好脾胃是长高关键

作为一名儿科医生，我每年与家长、孩子接触得非常多。我发现很多家长觉得养孩子很难，孩子整天生病，更难帮助孩子长高。现在医疗水平提高了，家庭经济、生活条件都很好，但为什么孩子身体状况，竟然没有我们以前生活困难时期的状况好？究竟错在哪里？我有责任让大家走出育儿误区。

经过这一整章的学习，希望家长们切实认识到，孩子的体质好不好、生长发育好不好，主要是脾胃说了算。想要孩子长高少病，需要孩子有好的消化功能，呵护好孩子的脾胃是关键。

如何科学喂养，除了每天花10秒钟判断孩子的消化状况，避免积食的情况，还要规避一些错误的喂养方法。接下来，我总结儿科临床中经常遇到的几点，希望家长们能进一步掌握科学喂养的方法，给孩子吃出好体质。

面对孩子吃太多、吃太少，家长总是用错方法

孩子的"吃"，是家长最关心的问题。关于孩子怎么吃、吃什么，先来看看古代医家的看法。《育婴秘诀》里提到："小儿无知，见物即爱，岂能节之？节之者，父母也。父母不知，纵其所欲，如甜腻粑饼、瓜果生冷之类，无不与之，任其无度，以致生疾。虽曰爱之，其实害之。"意思就是说：小孩子没有办法自己节制，觉得好吃就算是吃到肚子不舒服也要吃。如果父母也不懂，放纵他们随心所欲地吃，没有合理制定每日的饮食内涵，一味地给孩子乱吃，就会把肠胃搞坏，孩子就非常容易生病。

还有另一个相反的情况，孩子不爱吃饭，家长追着喂。许多家长每天不停地担心，孩子老是不吃，怕营养不够啊！因此往往不厌其烦地哄孩子吃饭，还给孩子加餐，表面上看虽然是爱孩子，但是真正来讲就是害了孩子！

我认为：现在的孩子很少有"营养不够"的情况，更多的是营养过剩，无法吸收，从而导致营养不良。我的经验是：小孩子不吃，就不要理，小孩子很能吃的时候就要合理控制。

没有戒掉的夜奶，最先损害孩子脾胃

孩子在3岁之前保养好，以后就很省事。在上幼儿园之前是一个关键期，这个阶段家长最容易犯的错就是没有给孩子戒夜奶，有的晚上还加餐吃夜宵。

半岁以前的婴儿，一天睡眠时间要十几到二十个小时。为了保证营养，什么时候醒来就什么时候吃，深更半夜喂奶很正常。但是到了半岁以后，孩子白天清醒、活动的时间越来越多，生活作息也越来越正常，如果晚上还给他们吃东西，脾胃就得不到休息，也会导致脾胃虚弱。

很多家长没有做到这一点：在1岁之内减少孩子晚上吃东西的习惯（包括睡前1小时内）。很多小孩子抱住奶瓶喝奶就睡觉了，这样的做法是不行的。

正确的做法是：从半岁开始，家长有意识地在晚上不给孩子吃那么多，逐渐形成白天吃，晚上不吃，到了1岁之前，就把夜奶戒掉，把这个习惯养好。大一点的孩子晚餐要吃饱，晚上不吃夜宵。如一定要加餐，也得在睡觉1小时之前。

注意：有的孩子在吃饭的时候不好好吃，还要停下来看电视，家长往往就纵容孩子的这种行为，跟着孩子后面一口一口地喂饭，结果一顿饭吃了半个小时以上，这是非常不好的习惯。一方面影响孩子的消化，另一方面也是纵容孩子养成不好的吃饭习惯。

"老广"们常犯的错：孩子一不舒服就给他喝凉茶

绝大部分父母遇到"孩子不爱吃饭，孩子口气大，孩子常便秘或便样呈羊屎球状，孩子有眼屎"等问题，总是认为孩子体内"热气"，因此自然而然地使用"清毒解热"的对策，广东地区的家长尤其偏爱使用"凉茶"给孩子清热解毒。

谨记，小孩子是"虚寒之体"，越小的孩子"虚寒"就越明显，不宜给小孩子多喝凉茶。孩子往往热气，喝凉茶是没有用的，真正需要关注的是孩子是否有久积化热的情况。一味对小儿使用凉茶清热是不对的，这样反而会伤害小儿脾胃、承受吸收能力不好，导致孩子消瘦、抵抗力弱。

常常给孩子吃寒凉的水果，以为可以补充营养

中医认为小儿五脏六腑"成而未全、全而未壮""稚阴稚阳"，就是说小儿五脏六腑功能尚未成熟，而阳气更不稳定，因此小儿天生属于"虚寒之体"。孩子应该温补，吃太多寒凉的食物跟喝凉茶是一样道理，都会损伤孩子脾胃，形成脾虚。

这里除了家长在日常饮食里需要注意，幼儿园也是一个需要关注的地方，因为孩子入园后，每天至少有1～4餐是在学校吃的。曾经我调查过很多家幼儿园，发现很多习惯不太合理。幼儿园大多遵从的是西医的理念，讲究小孩子的营养是否均衡等，但是缺乏中医调养的意识，很多幼儿园和托儿所就有经常给孩子吃凉性食物的习惯，比如绿豆、海带、冬瓜汤、香蕉等，这些食物都是偏凉性的，频繁、大量地食用，会损伤孩子的脾胃。

我们总是说，饮食要均衡。这一点确实没错。但是经常吃，规律性地吃寒凉的食物，只会令肠胃更加不好，抵抗力更弱，更容易生病。相比之下，孩子更应该吃一些平性、偏温性的食物，偏寒的食物也只能酌量吃，但最好和偏温性的食物中和着吃，或加入葱、姜、蒜等偏温性的调味料炒着吃。越小的孩子，越要注意食物寒凉性味。

小贴示

孩子少吃寒凉食物，吃多了对脾胃有损伤：

雪梨、香蕉、西瓜、火龙果、山竹、奇异果、草莓、西红柿、胡萝卜、白萝卜、马蹄、白菜、油麦菜、菠菜、螃蟹等。

孩子宜适量吃平性、温性食物：

苹果、橙、榴莲、龙眼、荔枝、水蜜桃、樱桃、葡萄、杨梅、西梅、红枣、青枣、花椰菜、芥蓝、洋葱、大蒜、白瓜、节瓜等。

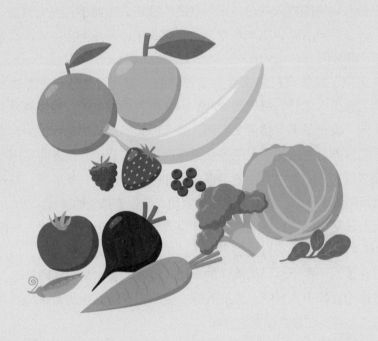

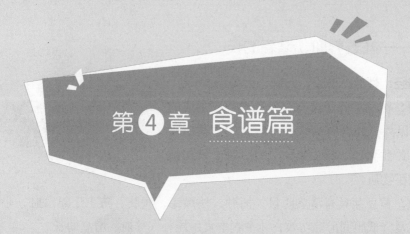

第❹章 食谱篇

　　其实，给孩子做中医保健、增高助长，并不一定要吃苦苦的中药方剂。一些细心的妈妈身边有个小本子，上面记录着孩子爱吃又能促进生长发育的食物。将这些食物变成美味的菜肴，能让宝宝在快乐成长的同时，获得充足、均衡的营养，结合科学喂养的知识，顾护好脾胃消化，这些家常三餐美食就能让孩子长得好、长得高！

第 **1** 节

春季助长食物

黄豆芽——补气养血、增高助长

性味、归经： 性凉，味甘；归脾、大肠经。

营养成分： 黄豆芽除了含有在发芽过程中生成的
维生素C以外，还含有原来豆中所含的优质植物
性蛋白和维生素B_1、维生素B_2，钙、钾、磷和钠
等丰富的矿物质。

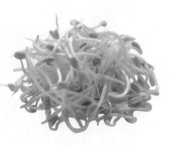

食疗功效： 黄豆芽具有清热明目、消肿、祛黑痣、润肤、防止牙龈出血、心
血管硬化及降低胆固醇等功效，儿童春季食用能补气养血、增高助长。

黄豆芽木耳炒猪肉

| 材料 | 黄豆芽50克，猪瘦肉100克，水发木耳20克，蒜末、葱段各少许，盐2克，鸡粉2克，水淀粉4毫升，蚝油4克，食用油适量。

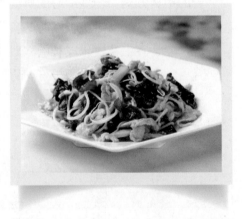

| 做法 | 1.木耳、猪瘦肉洗净，分别切块、切片，在肉片加入少许盐、鸡粉、水淀粉拌匀腌渍。

2.锅中注入适量清水烧开，加入适量盐，放入木耳，淋入少许食用油煮
半分钟，加入洗好的黄豆芽，再煮半分钟，将煮好的食材捞出、沥水。

3. 用油起锅，快速翻炒肉片至变色，放入蒜末、葱段，翻炒出香味，
倒入木耳、黄豆芽，加入适量盐、鸡粉、蚝油，炒匀调味，倒入适量
水淀粉，快速翻炒均匀，关火后盛出即可。

三文鱼——促进发育、保护视力

性味、归经： 性平，味甘；归脾、胃经。
营养成分： 含有非常丰富的蛋白质，比其他的鱼
类更高；富含铜元素，是人体健康不可缺少的矿
物质；同时含不饱和脂肪酸，还含有钙、镁、锌
等丰富的微量元素。

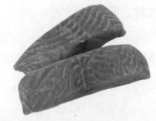

食疗功效： 三文鱼中含有的不饱和脂肪酸，能有效降低血脂和血胆固醇，防治
心血管疾病；它所含Ω-3不饱和脂肪酸，对婴儿脑部、视力及神经系统发育是
必不可少的物质；三文鱼有预防视力减退的功效，还能有效地预防糖尿病，提
高儿童免疫力，缓冲贫血，促进机体对钙的吸收，有利于儿童生长发育。

烤三文鱼

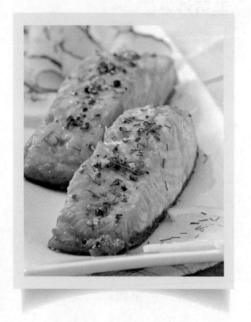

材料　三文鱼300克，莳萝草适量，
盐3克，黑胡椒粉3克，食用
油适量。

做法　1.将洗净的三文鱼切成小块，
装入碗中，备用；洗净的莳萝
草切成末，放入装有三文鱼的
碗中，再撒入适量盐、黑胡椒
粉，倒入适量食用油，拌匀，
腌渍10分钟至其入味。

　2.在烧烤架上刷适量食用
油，将三文鱼块放在烧烤架
上，用大火烤1分钟至变色翻
面，刷上少量食用油，用大
火烤约1分钟，将柠檬汁挤在鱼肉上，继续烤1分钟至熟。
3.将烤好的三文鱼装入盘中即可。

韭黄——增强体力、补肾养胃

性味、归经： 性温，味辛、甘；
归肝、胃、肾经。
营养成分： 含蛋白质，糖，矿物
质钙、铁和磷，维生素A、维生素
B$_2$、维生素C和尼克酸，以及甙类和苦味质等。
食疗功效： 韭黄含有挥发性精油及硫化物等特殊成分，散发出一种独特的辛香气味，有助于疏肝调气、增强消化功能。另外，韭黄有驱寒散瘀、增强体力、续筋骨、疗损伤的食疗作用。韭黄含有大量维生素和粗纤维，可以把消化道中的头发、沙砾、金属屑甚至针包裹起来，随大便排出体外，有"洗肠草"之称，可治疗便秘，预防肠癌。

韭黄炒虾仁

| 材料 | 韭黄50克，虾仁50克，红柿子椒丝30克，盐、鸡粉、油各适量。 |

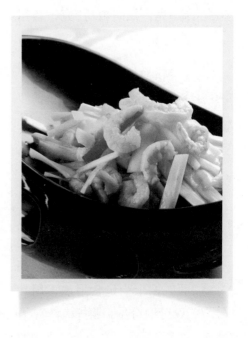

做法	1.韭黄洗净切段备用，虾仁洗净。
	2.锅中加入少许油烧热，加入虾仁翻炒至变色，再加入韭黄和红柿子椒丝继续翻炒。
	3.炒熟后加入少许盐、鸡粉，快速翻炒均匀，装盘即可。

猪肝——补血、促进骨骼生长

性味、归经： 性温，味甘、苦；归肝经。

营养成分： 含蛋白质、脂肪、维生素A、维生素B_1、维生素B_2、维生素B_{12}、维生素C、烟酸，以及微量元素等。

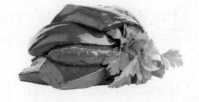

食疗功效： 猪肝中含有丰富的微量元素，是常用的补血食品，有助于儿童骨骼发育成长。其中的铁元素以血红素铁形式存在，在消化吸收过程中不受植酸等因素的阻碍，可以直接被肠道吸收。而且猪肝中还含有丰富的脂溶性维生素，如维生素 A、维生素 E有利于保护儿童眼睛的视神经。猪肝中含有一般肉类食品中缺乏的维生素C和微量元素硒，能增强人体免疫力、抗氧化、防衰老，并能抑制肿瘤细胞的产生。常食猪肝可预防眼睛干涩、疲劳，可调节和改善贫血病人造血系统的生理功能，还能去除机体中的一些有毒成分。

猪肝豆腐汤

材料 猪肝100克，豆腐100克，葱花、姜片各少许，盐1克，生粉3克。

做法 1.锅中注水烧开，倒入洗净切块的豆腐，煮至断生。

2.放入已经洗净切好并用生粉腌渍的猪肝，煮沸，撒入姜片、葱花，加少许盐拌匀调味。

3.用小火煮约5分钟，至汤汁收浓，关火后盛出汤料，装碗即可。

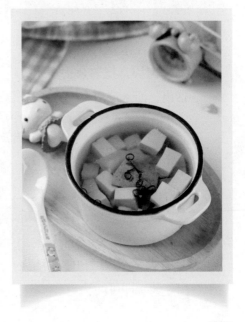

第❷节 🍀

夏季助长食物

白扁豆——提高抗病能力

性味、归经: 性平,味甘;归脾、胃经。

营养成分: 含丰富的矿物质和维生素、蛋白质、胡萝卜素、粗纤维、钙、铁等。

食疗功效: 白扁豆浑身都是宝,有补脾胃、和中化湿、消暑解毒的功效,能提高免疫功能,还有抗菌抗病毒的作用。儿童在夏季经常食用白扁豆能起到消暑、提高自身抗病能力的作用。

白扁豆瘦肉汤

材料　白扁豆100克,猪瘦肉块200克,姜片少许,盐少许。

做法　1.锅中注水烧开,倒入备好的瘦肉块,搅匀汆去血水,捞出,沥水待用。

2.砂锅中注水烧热,倒入汆好的扁豆、瘦肉,放入姜片,盖上锅盖,烧开后转小火煮1个小时至熟透,掀开锅盖,放入少许盐搅拌片刻,使食材更入味。

3.关火,将煮好的汤料盛出,装碗即可。

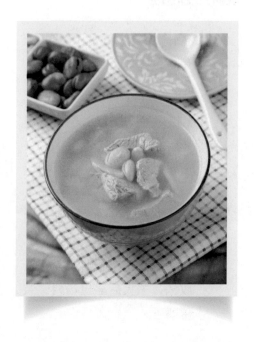

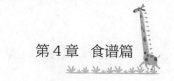

莲子——养心安神、促进睡眠

性味、归经： 鲜品性平，味甘、涩；干品性
温，味甘、涩；归心、脾、肾经。

营养成分： 富含蛋白质、脂肪、淀粉等。

食疗功效： 莲子有补脾止泻、益肾涩精、养心
安神的功用，能帮助儿童提高睡眠质量。莲子是老少皆宜的滋补品，对于久
病、产后或老年体虚者，更是常用营养佳品；另外，莲子还有防癌抗癌、清
心祛斑和降血压的功效。

莲子百合汤

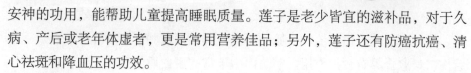

| 材料 | 鲜百合15克，水发莲子30克，白糖5克。 |

| 做法 | 1.洗净的莲子用牙签将莲子心挑去。
2.锅中注水烧开，倒入莲子，加盖焖煮至熟透，加入白糖拌匀，再加入洗净的百合煮沸。
3.将莲子、百合盛入汤盅，放入已预热好的蒸锅，加盖，用慢火蒸30分钟，汤制成取出即可。 |

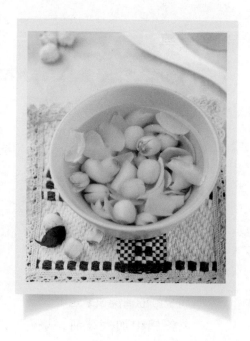

鲈鱼——促进骨骼生长发育

性味、归经： 性平、淡，味甘；归肝、脾、肾经。

营养成分： 富含蛋白质、维生素A、B族维生素，以及钙、镁、锌、硒等营养元素。

食疗功效： 鲈鱼还含有较多的铜元素，铜元素能维持神经系统的正常功能，并促进数种物质代谢的关键酶的功能发挥，铜元素缺乏的人可食用鲈鱼来补充。鲈鱼具有健脾益肾、补气安胎、健身补血、化痰止咳等功效，对慢性肠炎、慢性肾炎、习惯性流产、胎动不安、妊娠期水肿、产后乳汁缺乏、手术后伤口难愈合等有食疗作用。鲈鱼肉中丰富的蛋白质等营养成分，对儿童和中老年人的骨骼组织也有益。

清蒸鲈鱼

| 材料 | 鲈鱼1条，姜片、葱丝、红椒丝若干，蒸鱼豉油10毫升，食用油适量。 |

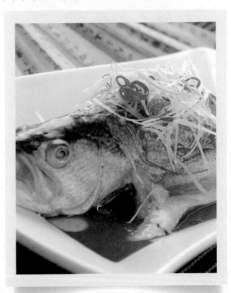

| 做法 | 1.将宰杀处理干净的鲈鱼腹部切开，切好的鲈鱼放入盘中，放上姜片。
2.蒸锅注水烧开，放入鲈鱼，加盖，大火蒸7分钟至熟，揭盖，取出，撒上姜丝、葱丝、红椒丝。
3.热锅注油，烧至7成热，将烧好的油浇在鲈鱼上。
4.热锅中加入豉油，烧开后，浇在鲈鱼周围即可。 |

鲫鱼——促进智力、骨骼生长发育

性味、归经： 性温，味甘；归脾、胃、大肠经。

营养成分： 富含蛋白质、脂肪、钙、铁、锌、磷等矿物质及多种维生素。

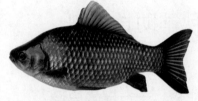

食疗功效： 鲫鱼中的锰元素含量虽然不高，但人体吸收较好，锰元素可以促进骨骼的正常发育，维持脑和神经系统功能，维持糖和脂肪的代谢，并改善造血功能。常吃鲫鱼可补阴血、通血脉、补体虚，还有益气健脾、利水消肿、清热解毒、通络下乳、祛风湿病痛之功效。鲫鱼肉中富含极高的蛋白质，易于被人体所吸收，氨基酸也很高，对促进智力发育、降低胆固醇和血液黏稠度、预防心脑血管疾病有明显作用。

鲫鱼蒸蛋

材料　鲫鱼1条，鸡蛋3个，姜丝、葱花适量，盐2克，食用油适量。

做法　1.将鲫鱼表面切花刀，方便腌制入味；把姜丝塞入鱼肚，用盐均匀抹鱼身，静置20分钟；将鸡蛋打散打匀，加入盐拌匀。

2.热锅加入食用油，放入鲫鱼，煎至表面金黄色捞出，备好碗，放入鲫鱼，倒入打好的蛋液，盖上保鲜膜，用牙签在表面戳几个洞，透气。

3.蒸锅注水烧开，放上鲫鱼，蒸20分钟，揭盖，取出食材，撒上葱花即可。

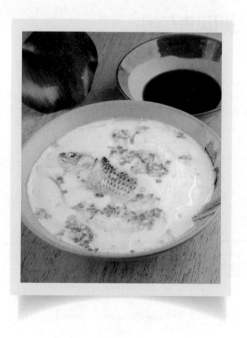

第3节

秋季助长食物

甜杏仁——提高免疫力

性味、归经： 性平，味甘；归肺、大肠经。

营养成分： 富含不饱和脂肪酸，维生素E、钙、磷、铁、锌等微量元素。

食疗功效： 杏仁皮中大量的黄酮类化合物和维生素E有抗炎、抗氧化作用，能够保护儿童各系统和器官，减少自由基对细胞的损伤，并提高机体免疫力。杏仁中的多不饱和脂肪酸是促进儿童大脑发育的重要营养，有增强机体免疫力、调节血脂、补脑健脑等功效。

川贝杏仁粥

| 材料 | 水发大米50克，南杏仁10克，川贝母3克。 |

| 做法 | 1.砂锅中注入适量清水烧热，倒入备好的南杏仁、川贝母（均打碎），加盖，用中火煮约10分钟。 2.揭盖，倒入大米，拌匀，再盖上盖，烧开后用小火煮约30分钟至食材熟透。 3.揭盖，搅拌均匀，关火后盛出即可。 |

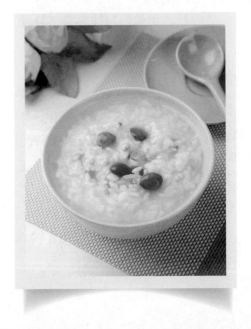

莲藕——强筋壮骨

性味、归经： 性寒，味甘；归心、肺、胃经。
营养成分： 含蛋白质、脂肪、碳水化合物、粗纤维、灰分、钙、磷、铁、胡萝卜素、硫胺素、核黄素、尼克酸、维生素C。
食疗功效： 莲藕生吃性凉、熟吃性温，具有滋阴养血的功效，可以补五脏之虚、强壮筋骨、补血养血。生食能清热润肺、凉血行瘀，熟食可健脾开胃、止泻固精。能消食止泻、开胃清热、滋补养性，预防内出血，是妇孺童妪、体弱多病者上好的滋补佳珍。

排骨莲藕汤

材料 排骨150克，莲藕200克，玉竹30克，水发莲子30克，姜片5克，盐2克，鸡粉2克。

做法 1.排骨斩成块，莲藕切成块。
2.锅内注水烧开，倒入排骨，余去血水后捞出，取砂锅，倒入姜片、排骨、莲藕、玉竹、莲子，盖上锅盖，大火煮开后转小火煮1小时。
3.揭盖后，加入盐、鸡粉拌匀，关火，将煮好的汤料盛入碗中即可。

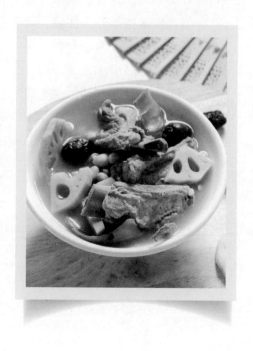

百合——促进血液循环，宁心安神

性味、归经： 性微凉，味甘；归心、肺经。

营养成分： 含丰富的蛋白质、淀粉、蔗糖、果胶、维生素B，以及钙、磷、铁等多种营养成分等，另外还含有秋水仙碱。

食疗功效： 解毒、理脾健胃、利湿消积、宁心安神、促进血液循环等功效。

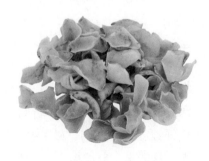

银耳百合粳米粥

材料　水发粳米50克、水发银耳30克，水发百合20克。

做法　1.砂锅中注水烧开，放入备好的银耳、百合、粳米，拌匀，使米粒散开，加盖，烧开后用小火煮约45分钟，至食材熟透。

2.揭盖，搅拌一会儿，关火后盛出煮好的粳米粥，装在小碗中，稍微冷却后食用即可。

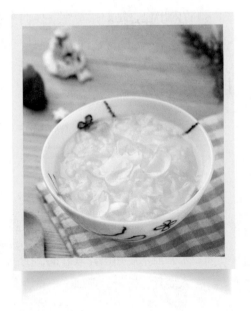

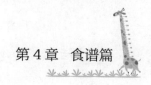

银耳——提高免疫力

性味、归经： 性平，味甘、淡；归肺、胃、肾经。

营养成分： 含有丰富的蛋白质、脂肪和多种氨基酸、矿物质等。

食疗功效： 银耳是一味滋补良药，特点是滋润而不腻滞。具有强精补肾、润肠益胃、补气和血、强心壮身、补脑提神、美容嫩肤、延年益寿之功效。它能提高肝脏解毒能力，保护肝脏功能，还能增强机体抗肿瘤的免疫能力。儿童常吃银耳可以增强自身抵抗力。（注意：水发银耳时间约2小时，水发不过夜。）

冰糖梨子炖银耳

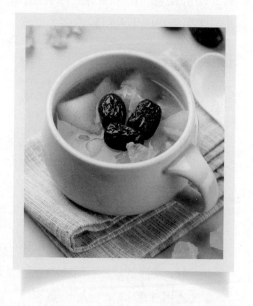

| 材料 | 水发银耳50克，去皮雪梨半个，去核红枣3颗，冰糖3克。 |

| 做法 | 1.将泡好的银耳根部去除，切小块；洗净的雪梨取果肉切小块。
2.取出电饭锅，通电后倒入切好的银耳、雪梨、洗净的红枣和冰糖，加入适量清水至没过食材。
3.加盖，按下"功能"键，调至"甜品汤"状态，煮2小时 |

至食材熟软入味，按下"取消"键，打开盖子，搅拌一下，断电后将煮好的甜品汤装碗即可。

第❹节

冬季助长食物

板栗——养脾胃、促进骨骼发育

性味、归经：性温，味甘；归脾、胃、肾经。

营养成分：含糖类、蛋白质、脂肪、多种维生素和无机盐等。

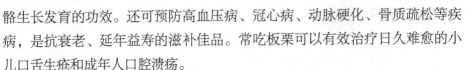

食疗功效：板栗具有养胃健脾、补肾强腰之功效，儿童常吃板栗有促消化，益脾胃，促进骨骼生长发育的功效。还可预防高血压病、冠心病、动脉硬化、骨质疏松等疾病，是抗衰老、延年益寿的滋补佳品。常吃板栗可以有效治疗日久难愈的小儿口舌生疮和成年人口腔溃疡。

板栗焖香菇

| 材料 | 去皮板栗150克，鲜香菇20克，去皮胡萝卜50克，盐、鸡粉、白糖各1克，生姜5克，生抽、水淀粉各5毫升，食用油适量。 |

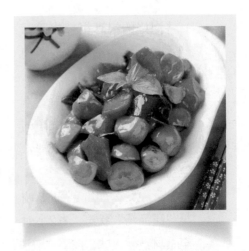

做法 1.洗净的板栗对半切开，洗好的香菇切十字刀成小块状，洗净的胡萝卜切块。

2.用油起锅，倒入板栗、香菇、胡萝卜翻炒均匀，加入生抽、生姜，炒匀，注入100毫升左右的清水，加盖，大火煮开后转小火焖15分钟，加入盐、鸡粉、白糖充分拌匀，用水淀粉勾芡，关火盛出即可。

糯米——温补脾胃、补养体气

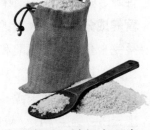

性味、归经： 性温，味甘；归脾、胃、肺经。

营养成分： 含蛋白质、脂肪、糖类、钙、磷、铁、维生素B_1、维生素B_2、烟酸及淀粉等。

食疗功效： 能够补中益气，主要功能是温补脾胃，还能够缓解气虚所导致的盗汗，妊娠后腰腹坠胀，劳动损伤后气短乏力等症状。糯米适宜贫血、腹泻、脾胃虚弱、神经衰弱者食用；不适宜腹胀、咳嗽、痰黄、发热患者。

糯米排骨

| 材料 | 排骨250克，糯米100克，玉米50克，红椒粒、青椒粒适量，姜片、蒜末、葱花适量，老抽3毫升，生抽5毫升，蚝油5克，盐3克，白糖2克。

| 做法 | 1.排骨斩小块，糯米用水浸泡2小时。

2.排骨洗净，用姜片、蒜末、老抽、生抽、蚝油、盐和白糖抓匀后腌制1~2小时。

3.将腌制好的排骨放糯米里面粘满糯米。

4.蒸锅注水，放入排骨，大火加热蒸50分钟。

5.揭盖，将蒸好的排骨取出，盛入碗中，摆上煮熟的玉米块，撒上葱花和红椒粒、青椒粒即可。

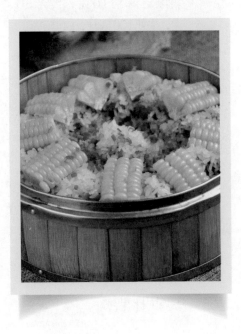

黑芝麻——润肠、强身健体

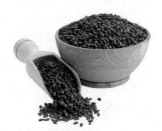

性味、归经： 性平，味甘；归肝、肾、大肠经。

营养成分： 含有大量的脂肪和蛋白质，芝麻蛋白是完全蛋白，蛋氨酸和色氨酸等含硫氨基酸含量比其他植物蛋白高，易被人体吸收利用，是一种理想的植物蛋白来源。芝麻还含有膳食纤维、维生素B$_1$、维生素B$_2$、维生素E、尼克酸、卵磷脂、钙、铁、镁等营养成分；芝麻中的亚油酸有调节胆固醇的作用。

食疗功效： 芝麻具有润肠、通乳、补肝、益肾、养发、强身体、抗衰老等功效。对于肝肾不足所致的视物不清、腰酸腿软、耳鸣耳聋、发枯发落、眩晕、眼花、头发早白等症的食用疗效显著。

黑芝麻牛奶粥

材料　熟黑芝麻粉10克，大米50克，牛奶100毫升，白糖5克。

做法　1.砂锅中注入适量清水，倒入大米，加盖，用大火煮开后转小火续煮30分钟至大米熟软。

2.揭盖，倒入牛奶，拌匀，加盖，用小火续煮2分钟至入味，倒入黑芝麻粉，拌匀，加入白糖，拌匀，稍煮片刻。

3.关火后盛出煮好的粥，装在碗中即可。

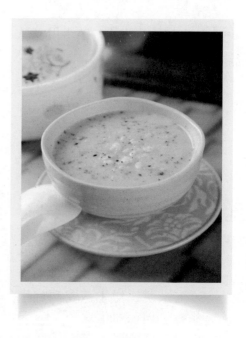

牛肉——补血、强身健体

性味、归经： 性温，味甘；归脾、胃经。
营养成分： 含有丰富的蛋白质、氨基酸、脂肪、维生素B$_1$、维生素B$_2$、钙、磷、铁等，还含有多种特殊的成分，如肌醇、黄嘌呤、次黄质、牛磺酸等。
食疗功效： 牛肉中的肌氨酸含量比其他食品都高，对增长肌肉、增强力量和耐受力特别有效。牛肉还具有补中益气、滋养脾胃、强健筋骨、化痰息风、止渴止涎的功能。

青豆炒牛肉粒

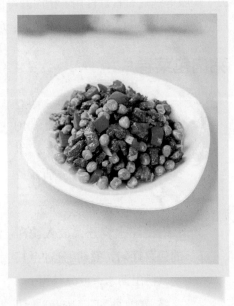

材料 牛肉100克，彩椒10克，豌豆50克，姜片3克，盐1克，鸡粉2克，生抽5毫升，食粉2克，水淀粉5毫升，食用油适量。

做法 1.将洗净的彩椒切丁，洗好的牛肉切成粒。

2.将牛肉粒装入碗中，加入适量盐、生抽、食粉、水淀粉，淋入少许食用油拌匀，腌渍15分钟。

3.锅中注入适量清水烧开，倒入洗好的豌豆，加入少许盐、食用油，拌匀，煮1分钟，倒入彩椒，拌匀，煮至断生，捞出焯煮好的食材，沥干水分，待用。

4.热锅注油，烧至4成热，倒入牛肉，炒匀，捞出，沥干油，待用。

5.用油起锅，放入姜片，爆香，倒入牛肉，炒匀炒香，倒入焯过水的食材，炒匀。加入少许盐、鸡粉、水淀粉，翻炒均匀，装碟即可。

第 5 节 🍀

孩子合理吃肉、补充蛋白质，促进发育长高快

猪肉——滋阴补虚、补血

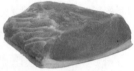

性味、归经： 性平，味甘、咸；归脾、胃、肾经。

营养成分： 含蛋白质、脂肪、碳水化合物、磷、钙、铁、维生素B_1、维生素B_2、烟酸等成分。

食疗功效： 猪肉具有滋阴润燥、补虚养血的功效，对消渴羸瘦、热病伤津、便秘、燥咳等病症有食疗作用。猪肉既可提供血红素（有机铁）和促进铁吸收的半胱氨酸，又可提供人体所需的脂肪酸，所以能从食疗方面来改善缺铁性贫血。

猪肉包菜卷

材料 肉末60克，包菜70克，西红柿30克，洋葱50克，蛋清40克，姜末少许，盐2克，水淀粉适量，生粉、番茄酱各少许。

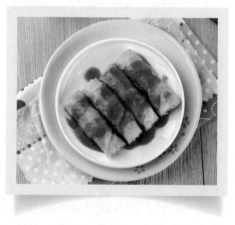

做法 1.锅中注水烧开，放入洗净的包菜拌匀，煮约2分钟至其变软捞出沥水，放凉待用。

2.洗净的西红柿去皮、切碎，洗净的洋葱切丁，把放凉的包菜修整齐。

3.取碗，放入西红柿、肉末、洋葱、姜末，加盐、水淀粉，拌匀成馅料，蛋清中加入少许生粉，拌匀。

4.取包菜，放入适量馅料，卷成卷，用蛋清封口，制成数个生坯装盘，蒸锅注水烧开，放入蒸盘，盖上盖，用中火蒸约20分钟取出即可。

牡蛎——补锌小能手

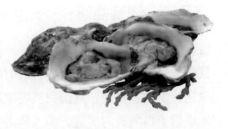

性味、归经： 鲜牡蛎性微温，味甘；干牡蛎性温，味甘、咸；归心、肝、肾经。

营养成分： 含锌量十分丰富，是很好的补锌食物，要补锌可以常吃牡蛎。

食疗功效： 牡蛎是含锌量最多的天然食品之一，欧洲人称其为"海洋的牛奶"。牡蛎具有降血压、预防动脉粥样硬化、滋阴养血、促进生长发育、强身健体等功能。常给孩子吃牡蛎，可以促进孩子骨骼发育，强身健体。牡蛎含磷很丰富，还是补钙的良好食品。由于钙被身体吸收时需要磷的帮助，所以有助于钙的吸收。

白萝卜牡蛎汤

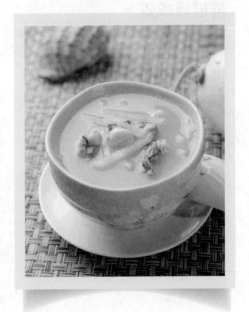

| 材料 | 白萝卜丝30克，牡蛎肉40克，姜片、葱花各少许，盐2克，鸡粉2克，芝麻油、胡椒粉、食用油各适量。 |

| 做法 | 1.锅中注入适量的清水烧开，倒入白萝卜、姜丝，放入牡蛎肉，搅拌均匀，淋入少许的食用油，搅匀，盖上锅盖，焖煮5分钟至食材煮透。 |

2.揭盖，淋入少许芝麻油，加入胡椒粉、鸡粉、盐，搅拌均匀，使食材入味。

3.将煮好的汤料盛出，装入碗中，撒上葱花即可。

鸡蛋——健脑益智，补充蛋白质

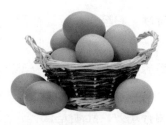

性味、归经： 性微温，味甘；归肺、脾、胃经。

营养成分： 含有大量的维生素和矿物质及有高生物价值的蛋白质，其蛋白质的氨基酸组成与人体组织蛋白质最为接近。含人体必需的八种氨基酸；脂肪中含多量卵磷脂、甘油三酯、胆固醇；矿物质有铁、磷、钙等；维生素A、维生素B_2、维生素B_6、维生素D、维生素E和烟酸等，有较高的营养价值和一定的医疗效用。

食疗功效： 鸡蛋的蛋白质中含有人体所有必需的氨基酸，是最全面的蛋白质。蛋黄中丰富的卵磷脂、胆碱，能促进大脑发育，有益大脑功能。同时，胆碱对提高记忆力、反应力都很有帮助。研究证明，早餐吃鸡蛋的人，比吃饼的人更容易减轻体重。鸡蛋是既价格便宜，又烹饪简单的营养佳品！

苦瓜炒鸡蛋

材料 苦瓜100克，鸡蛋1个，蒜末适量，盐2克，鸡粉2克，水淀粉、食用油适量。

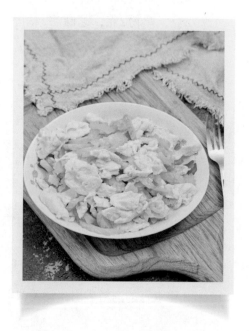

做法 1.苦瓜洗净，切片，鸡蛋打入碗内，加少许盐打散。

2.用油起锅，倒入蛋液拌匀，鸡蛋炒熟盛出。

3.热锅注油，倒入蒜末爆香，倒入鸡蛋炒散。倒入苦瓜炒散，加入盐、鸡粉炒匀入味。

4.稍微用水淀粉勾芡后将食材盛入盘中即可。

泥鳅——暖脾胃、强精补血

性味、归经： 性平，味甘；归脾经。

营养成分： 其蛋白质、糖类、矿物质、维生素均比一般鱼虾高，脂肪、胆固醇含量较低，还含有不饱和脂肪酸，能有效抵抗人体血管硬化；且属于高铁食物，常食可预防小儿软骨病、佝偻病等。

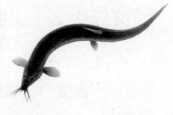

食疗功效： 泥鳅具有暖脾胃、祛湿、壮阳、止虚汗、补中益气、强精补血之功效，是治疗急慢性肝病、阳痿、痔疮等症的辅助佳品。此外，泥鳅皮肤中分泌的黏液即所谓的"泥鳅滑液"，有较好的抗菌、消炎作用，对小便不通、热淋、便血、痈肿、中耳炎有很好的食疗作用。

花生瘦肉泥鳅汤

| 材料 | 花生50克，瘦肉100克，泥鳅100克，姜片5克，盐2克，胡椒粉1克。

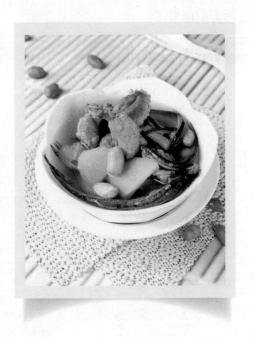

| 做法 | 1.瘦肉切块待用，锅中注入适量的清水大火烧开，倒入瘦肉，汆去血水杂质，捞出，沥干水分待用。

2.砂锅中注入适量的清水大火烧热，倒入瘦肉、花生、姜片，搅匀，盖上锅盖，烧开后转小火煮1个小时，掀开锅盖，倒入处理好的泥鳅，加入少许盐、胡椒粉，搅匀调味，再续煮5分钟，使食材入味。

3.将煮好的汤盛出装入碗中即可。

第6节

常食豆类、豆制品，优质蛋白好吸收

黑豆——高蛋白、抗氧化

性味、归经： 性平，味甘；归肾经。

营养成分： 黑豆营养全面，含有丰富的蛋白质、维生素、矿物质。

食疗功效： 黑豆具有高蛋白、低热量的特性，其蛋白质含量高达 45% 以上。其中优质蛋白大约比黄豆高出 1/4，居各种豆类之首。黑豆富含多种维生素，尤其是维生素E，维生素 E 是一种脂溶性维生素，是主要的抗氧化剂之一，发挥着重要的抗氧化保护机体细胞免受自由基毒害的作用。

酱香黑豆蒸排骨

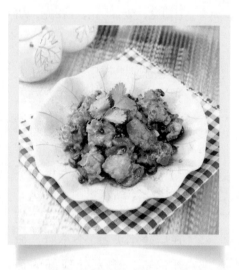

材料　排骨350克，水发黑豆100克，姜末5克，花椒3克，盐2克，豆瓣酱40克，生抽10毫升，食用油适量。

做法　1.将洗净的排骨装碗，倒入泡好的黑豆；放入豆瓣酱，加入生抽、盐，倒入花椒、姜末，加入食用油，将排骨拌匀，腌渍20分钟至入味。

2.电蒸锅注水烧开上气，放入排骨，加盖，调好时间旋钮，蒸40分钟至熟软入味。

3.揭盖，取出蒸好的排骨即可。

黄豆——健脾胃，补气血

性味、归经： 性微凉，味甘；归脾、大肠经。

营养成分： 富含优质植物蛋白质及矿物元素铁、镁、钼、锰、铜、锌、硒等，以及人体8种必需氨基酸和天门冬氨酸、卵磷脂、可溶性纤维、谷氨酸和微量胆碱等。

食疗功效： 黄豆是豆类中营养价值最高的品种，具有健脾益气、宽中、润燥补血、降低胆固醇、利水、抗癌之功效。黄豆中含有抑胰酶，对糖尿病患者有益。黄豆中的各种矿物质对缺铁性贫血有益，而且能促进酶的催化、激素分泌和新陈代谢。

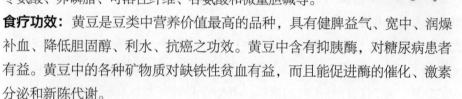

苦瓜黄豆排骨汤

| 材料 | 苦瓜200克，排骨300克，水发黄豆120克，姜片5克，盐2克，鸡粉2克。 |

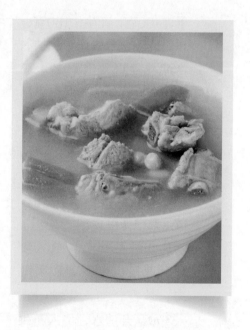

做法

1.洗好的苦瓜对半切开，去籽，切成段；锅中倒入适量清水烧开，倒入洗净的排骨，煮至沸搅匀，汆水，捞出，沥水待用。

2.砂锅中注入适量清水，放入洗净的黄豆，盖上盖煮至沸腾，揭开盖，倒入汆过水的排骨，放入姜片，盖上盖，用小火煮40分钟至排骨酥软，揭开盖，放入切好的苦瓜，再盖上盖，用小火煮15分钟，揭盖，加入适量盐、鸡粉，搅拌均匀，再煮1分钟，至全部食材入味。

3.关火后盛出煮好的汤料，装入汤碗即可。

花生——提高儿童记忆力

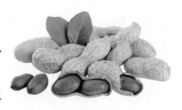

性味、归经： 性微温、味甘；归脾、肺、大肠经。

营养成分： 富含蛋白质、脂肪、核蛋素、钙、磷、铁、维生素A、维生素B₆、维生素E、维生素K，以及卵磷脂、蛋白氨基酸、胆碱和油酸、落花生酸、脂肪酸、棕榈酸等。

食疗功效： 无论儿童或家长，都可每日吃一些花生，对增强体质很有好处，还可提高记忆力。花生红衣中含有油脂，多种维生素，并含有使凝血时间缩短的物质，能对抗纤维蛋白的溶解，有促进骨髓制造血小板的功能，对人体造血功能有益。

花生炖羊肉

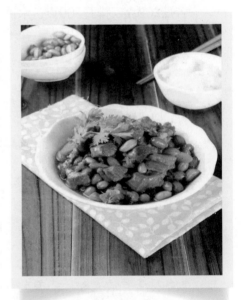

材料　羊肉400克，花生仁150克，葱段、姜片各少许，生抽、水淀粉各10毫升，盐、鸡粉、白胡椒粉各3克，食用油适量。

做法　1.洗净的羊肉切厚片，改切成块，沸水锅中放入羊肉，搅散，汆煮至转色，捞出，放入盘中待用。

2.热锅注油烧热，放入姜片、葱段，爆香，放入羊肉，炒香，加入生抽，注入300毫升清水，倒入花生仁，撒上盐，加盖，大火煮开后转小火炖30分钟，揭盖，加入鸡粉、白胡椒粉、水淀粉，充分拌匀入味。

3.关火后将炖好的羊肉盛入盘中即可。

豆腐——补钙、促进骨骼发育

性味、归经： 性凉，味甘；归脾、胃、大肠经。

营养成分： 富含蛋白质、氨基酸、不饱和脂肪酸、卵磷脂。

食疗功效： 豆腐中蛋白质极其丰富，有"植物肉"之称，主要是植物蛋白，含有人体所必需的 8 种氨基酸。其矿物质钙的含量也较高，而钙元素对小孩的生长发育起着重要作用，能促进骨骼发育，所以适量食用豆腐对小孩是极为有益的。

木耳烩豆腐

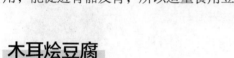

材料　豆腐200克，水发木耳50克，蒜末、葱花各少许，盐3克，鸡粉2克，生抽、老抽、水淀粉、食用油各适量。

做法　1.把洗好的豆腐切小方块，洗净的木耳切小块。

2.锅中注水烧开，加盐，倒入豆腐块煮1分钟捞出装盘，待用。

3.把切好的木耳倒入沸水锅中，煮半分钟捞出待用。

4.用油起锅，放入蒜末，爆香，倒入木耳炒匀炒香。加入少许清水，放入适量生抽、盐、鸡粉，淋入少许老抽，拌匀煮沸，放入煮过的豆腐搅匀，煮2分钟至熟，倒入适量水淀粉勾芡，盛出装碗即可。

第7节 🍀

主食未必粥面饭，培实脾土好消化

黑米——补脾胃、防病强身

性味、归经： 性平、偏温，味甘；归脾、胃、肾经。

营养成分： 含蛋白质、脂肪、碳水化合物、B族维生素、维生素E、钙、磷、钾、镁、铁、锌等营养元素。

食疗功效： 黑米具有健脾开胃、补肝明目、滋阴补肾、益气强身、养精固涩的功效。同时，黑米含B族维生素、蛋白质等，对于脱发、白发、贫血、流感、咳嗽、气管炎、肝病、肾病患者都有食疗保健作用。

黑米莲子糕

| 材料 | 水发黑米100克，水发糯米50克，清水50毫升，去心红莲子20克，白砂糖20克。 |
| 做法 | 1.备一个碗，倒入黑米、糯米、白糖，拌匀。
2.将拌好的食材倒入模具中，再摆上莲子，将剩余的食材依次倒入模具中备用。
3.电蒸锅注水烧开上气，放入备好食材。定时30分钟，蒸30分钟至熟，将米糕取出即可。 |

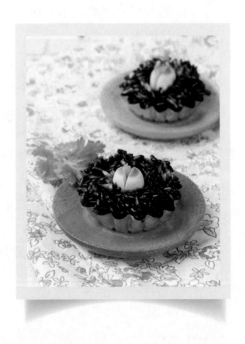

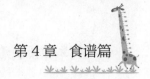

燕麦——健脾养胃、增强体力

性味、归经： 性平，味甘；归脾经。

营养成分： 含有亚油酸、蛋白质、脂肪、氨基酸、维生素E及钙、磷、铁等微量元素。

食疗功效： 燕麦具有健脾养胃、益气补虚、止汗、润肠的功效。燕麦不仅对预防动脉硬化、脂肪肝、糖尿病、冠心病有疗效，而且对便秘、水肿等都有很好的辅助治疗作用，可增强人的体力、延年益寿。还可以改善血液循环、缓解生活工作带来的压力。

南瓜燕麦粥

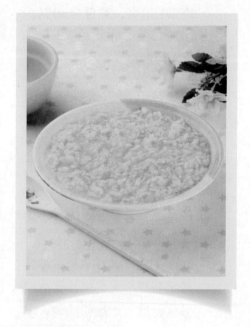

材料 南瓜100克，燕麦50克，水发大米50克，白糖10克，食用油适量。

做法 1.将切好装盘的南瓜放入烧开的蒸锅用中火蒸10分钟至熟取出，用刀将南瓜压烂，剁成泥状备用。

2.砂锅注入适量水烧开，倒入大米、燕麦拌匀，加少许食用油拌匀，慢火煲20分钟至熟烂。

3.揭盖，放入备好的南瓜拌匀，大火煮沸，加入适量白糖拌匀至融化，将煮好的粥盛出装碗即成。

南瓜——解毒、提高免疫力

性味、归经： 性温，味甘；归脾、胃经。

营养成分： 含蛋白质、淀粉、糖类、胡萝卜素、维生素B_1、维生素B_2、维生素C和膳食纤维，以及钾、磷、钙、铁、锌等元素。

食疗功效： 南瓜中果胶的成分较高，果胶具有很好的吸附性，能消除体内细菌毒素和其他有害物质，如重金属中的铅、汞和放射性元素，能起到解毒作用。南瓜含有丰富的胡萝卜素、维生素 A，维护上皮细胞黏膜的完整性、呵护上呼吸道健康。南瓜多糖能提高机体免疫力，抗感染。

百合蒸南瓜

材料　南瓜150克，鲜百合30克，冰糖15克，水淀粉2毫升，食用油适量。

做法　1.洗净去皮的南瓜切块摆盘，在南瓜上摆上一半冰糖、百合，待用。

2.蒸锅注水烧开，放入南瓜盘，盖上锅盖，大火蒸25分钟至熟软，掀开锅盖，将南瓜取出。

3.另取1个锅，加入剩余冰糖加水并开小火，搅拌至冰糖融化，加入水淀粉拌匀，淋入食用油，调成芡汁；将调好的糖汁浇在南瓜上即可。

红薯——补虚益气、健脾胃

性味、归经： 性平，味甘；归脾、肾经。
营养成分： 含有膳食纤维、胡萝卜素、维生素
A、维生素B、维生素C、维生素E，以及钾、
铁、铜、硒、钙等10余种微量元素。
食疗功效： 红薯能供给人体大量的黏液蛋白、
糖、维生素C和维生素A，因此具有补虚乏、益气力、健脾胃、强肾阴、和胃、
暖胃、益肺等功效。常吃红薯能防止肝脏和肾脏中的结缔组织萎缩，预防胶原
病的发生。

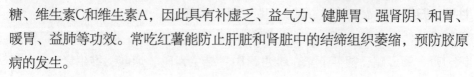

清蒸红薯

| 材料 | 红薯500克。

| 做法 | 1.洗净去皮的红薯切滚刀
块，装入蒸盘中，待用。
2.蒸锅上火烧开，放入蒸
盘，盖上盖，用中火蒸约20
分钟，至红薯熟透。
3.揭盖，取出蒸好的红薯，
待稍微放凉后即可食用。

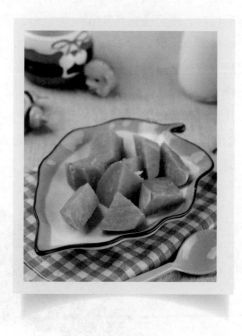

第8节

选对水果适量吃，营养丰富补维生素C

葡萄——补血、杀菌、提高抵抗力

性味、归经： 性温，味甘、酸；归肺、脾、肾经。

营养成分： 含有蛋白质、脂肪、碳水化合物、葡萄糖、果糖、蔗糖、铁、钙、磷、钾、硼、胡萝卜素、维生素B_1、维生素B_2、烟酸、维生素C、酒石酸、草酸、柠檬酸、苹果酸等。

食疗功效： 葡萄营养丰富，含有抗恶性贫血作用的维生素 B_{12}，常食葡萄有助于治疗恶性贫血。葡萄中还含有天然的聚合苯酚，能与病毒或细菌中的蛋白质结合，使之失去传染疾病的能力，常食葡萄对于脊髓灰白质病毒及其他一些病毒有良好的杀灭作用，而使人体产生抗体。葡萄果实中，葡萄糖、有机酸、氨基酸、维生素的含量较为丰富，可使大脑神经兴奋，对神经衰弱者有疗效。

儿童推荐食量： 添加辅食后，可以适当喝点兑水的葡萄汁，1周1~2次即可；2岁以上、有较强咀嚼能力的宝宝，每天可以吃葡萄3~5颗左右，不建议超过5颗，隔2~3天吃1次。

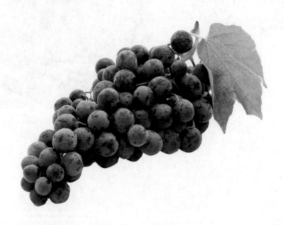

龙眼——补血安神、健脑益智

性味、归经： 性温，味甘；归心、脾经。

营养成分： 含有蛋白质、脂肪、碳水化合物、粗纤维、钙、磷、维生素C、维生素K、烟酸等。

食疗功效： 龙眼含有多种营养物质，有补血安神、健脑益智、补养心脾的功效，是健脾益智的佳品，对失眠、心悸、神经衰弱、记忆力减退、贫血有较好的滋补作用，对病后需要调养及体质虚弱的人有良好的食疗作用。

儿童推荐食量： 2岁以上宝宝每天不超过5颗，每次吃龙眼至少要间隔2天，有内热时不宜食用。

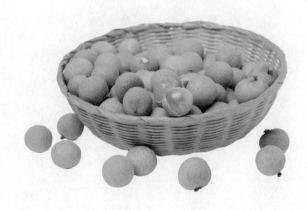

金桔——健脾开胃、理气止咳

性味、归经： 性温，味甘、酸；归肺经。

营养成分： 金桔果实含丰富的维生素A、维生素C、维生素P等。

食疗功效： 金桔对维护心血管功能，防止血管硬化、高血压等疾病有一定的作用。作为食疗保健品，金桔蜜饯可以开胃，饮金桔汁能生津止渴，加萝卜汁、梨汁饮服能治咳嗽。金桔亦含维生素P，是维护血管健康的重要营养素，能强化微血管弹性，可作为高血压、血管硬化、心脏疾病之辅助调养食物。金桔可预防血管病变及癌症，更能理气止咳、健胃、化痰、预防哮喘及支气管炎。

儿童推荐食量： 2岁以上宝宝每天2～3个，有内热时不宜食用。

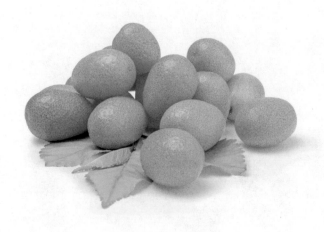

苹果——补维生素 C、通肠胃

性味、归经： 性平偏微凉，味甘、微酸；归脾、肺经。

营养成分： 富含糖类、蛋白质、脂肪、磷、铁、钾、苹果酸、奎宁酸、柠檬酸、酒石酸、鞣酸、果胶、纤维素、B族维生素、维生素C及微量元素等。

食疗功效： 苹果营养丰富，有数据显示常吃苹果的人要比不常吃者要少患病，其含有多种营养成分。其中，苹果中的维生素 C 是心血管的保护神、心脏病患者的健康元素。而苹果中的胶质和微量元素铬能保持血糖的稳定，还能有效地降低胆固醇，预防动脉硬化等疾病。苹果中的粗纤维可使儿童大便松软，排泄通畅。同时，有机酸可刺激肠壁，增加蠕动，起到通便的效果。苹果煮熟后，含有的熟果胶具有收敛、止泻的功效。

儿童推荐食量： 添加辅食后，适应良好，可以考虑喝一些苹果汁；2岁以上的孩子可以考虑每天食用少量苹果泥，根据消化状况来定。

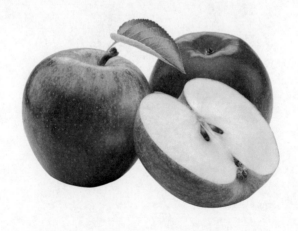

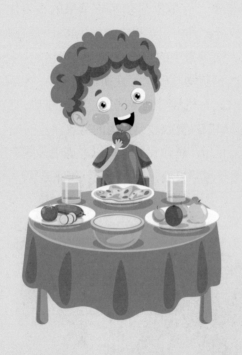

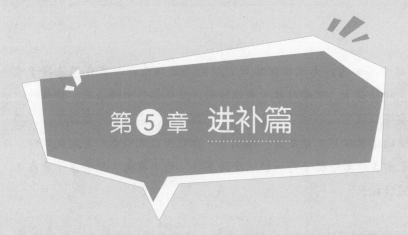

第5章 进补篇

大部分家长总觉得孩子的营养吸收不好，积极地给孩子进补，这其实是一个很大的误区。盲目进补不仅不能改善孩子体质，还很可能适得其反。临床上，我发现不少孩子都是一补就上火，那是因为孩子体内有"瘀堵"，才会出现不舒服的症状。所以，不仅要因时制宜，还要因人、因地、因病而异，合理进补，才能给孩子的成长起到事半功倍的效果。

第❶节 🍀

人参、燕窝……补品怎么吃才不会导致性早熟?

"孩子那么虚,走几步就喊累,跑两下就满头汗。实在想给孩子吃点补品、补补身子。只要对孩子身体好的,没钱都憋出钱去买。许教授,这些鲍参翅肚该怎么给孩子吃呀?"一说到进补,家长们可积极了。尤其事关孩子的生长发育、免疫力、抵抗力,当家长日常喂养难看到成效时,很多家长都会想着给孩子补一补"瘦弱多病"的小身板,期许孩子能在进补之下茁壮成长。

不过,越来越多的新闻也在警示家长,给孩子滥用成年人的补品进补、厚补之后,会出现性早熟的情况,甚至提早结束发育期,反而使身高增长戛然而止。到底该不该给孩子吃燕窝、鲍鱼、海参、花胶、虫草等贵细滋补药材?今天来说说我的看法。

不能笼统地说"补品"孩子就一定不能吃,要看具体。这些药材也是食材,功效是经过很多年的验证流传的,名贵有名贵的道理。其中,有些是可以给孩子吃的,有些是需要在医生指导下对证使用的。

最核心的问题,不是能不能吃,而是:什么时候吃?怎样吃?吃多少?万变不离其宗,家长只要掌握孩子饮食总的原则,就能够自己做判断了。

孩子进补总原则:看孩子能不能消化

正常情况下,家长可以以孩子是否能消化吸收为首要条件,判断某种食物、补品能不能给孩子吃。基本上孩子能够消化吸收,就是好的;只要孩子消化不了,甚至出现食积,那再好再贵的食物都会变成毒药。给孩子吃得越多,越是害了孩子。究竟应该怎样吃,这就要学会我常说的——"许氏10秒消化判断法"。

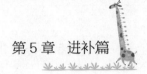

哪些名贵食材孩子可以吃?

家长常问:鲍鱼、海参、虫草、花胶、燕窝、参类,究竟哪些孩子能吃,哪些孩子不能吃呢?其中,常被错喂给孩子的就是花胶和燕窝。

鲍鱼、虫草、海参,孩子可以少量吃

从食物的性味、功效、消化角度来看,虫草、鲍鱼、海参属于温补,有补气扶正的功效,适合孩子的虚寒体质,同时滋而不腻、补而不燥,不容易出现积滞或虚不受补的情况,适当的时候是可以给孩子吃的。

3岁以上的孩子,在消化好、没有病痛的时候,可以适当吃一些,帮助孩子补气扶正,但是不适合经常吃,或者吃太多,主要还是考虑消化的问题,家长要时刻关注孩子的消化情况。3岁以内的孩子,不建议吃补品或经常煲汤。因为越小的宝宝,脾胃功能越稚嫩,越需要吃少、吃软、吃温,尽量避免营养价值太高难以消化的东西。其实最有营养价值的东西就是主食辅食的合理搭配。

花胶、燕窝,孩子不适合吃

花胶和燕窝属于滋补,滋阴补血,并不适合孩子的体质特点。其中花胶是高蛋白质,富含胶质,又比较厚腻,很难消化,并不适合孩子。家长经常误会花胶是适合孩子吃的,还时常炖红枣,其实并不合适。确实有需要吃,应在专业医生指导下服用。

人参、高丽参需要在医生指导下使用

参类如人参、西洋参、高丽参等长期服用有可能导致孩子性早熟,家长不宜擅自给孩子吃。其中,孩子吃高丽参容易出现虚不受补的情况,需要在医生的指导下对证使用。

太子参，尤其适合孩子体质

参类最适合孩子长期使用的是太子参。太子参性平、味甘，非常温和，有很好的补气生津的作用，是孩子健脾首选的药材之一，用于孩子补脾气，远胜于大家熟知的淮山及其他。日常煲汤，或者在开水中稍微泡几颗，长期给孩子喝都可以，有着非常不错的健脾益气功效。

名贵药材最大的问题，是掺假、人工添加。孩子和孕妇食用，一定要选择安全、无添加的产品。所以，并不是越贵越好，合适才是最好的。

第 ② 节

吃好、吃贵不如吃对，如何帮孩子恰当进补？

我面诊过不少生病、体弱的孩子，家庭条件都不错，家长尤其喜欢给孩子大补。曾经有位家长问我："为啥用2万元1斤的补品给宝宝健脾，还不见起色？宝宝上了幼儿园之后，体重甚至不增反降？难道花大价钱买来的补品是假货？"

我听了有些哭笑不得，脾土可不知道补品的价格。它只会分辨什么适合它，什么不适合它；多少食物它能运化，多少它不能承受。一味强调给孩子补，从一开始就忽略了孩子的生理特点，肯定是不行的。

熟悉我的家长们都知道，我最强调的就是"后天之本"——脾土的呵护，强调"儿为虚寒"。孩子的五脏六腑"成而未全，全而未壮"，其中脾胃尤其娇弱。所以我总提醒家长，必须加强对孩子脾胃的呵护，当消化好的时候，要适当给孩子健脾。对脾的呵护不是一蹴而就，家长更不要揠苗助长。

所以，如何给孩子合理进补？我的观点是：与其花大价钱买贵补品，不如把每一分钱都花对，抓住孩子保健的重点——脾胃，用最物美价廉、事半功倍的健脾方法，给孩子最适合的补益。

以通为补，补的前提是通畅

我们的身体就是一个容器，由于饮食习惯、环境、情志等各种原因会产生种种瘀堵和垃圾，水谷精微、津液、气血就无法到达五脏六腑，造成营养物质运送的障碍。如果不祛除瘀堵，温补的食物很难被人体吸收。所以，进补前首先要做的是清除身体的各种垃圾，把垃圾排出了，才会接纳新的能量。

孩子进补要以通为补，先把身体瘀滞的垃圾清理了，畅通渠道，营养物质才能更顺畅地进入身体。孩子有了通透的身体，然后才能更好地去抵抗外邪，进的补才能更好地被消化吸收。

一般来说，孩子常见的"瘀堵"有积滞、湿滞、气滞。在进补前，家长要特别注意疏通这三种"滞"：

① 积滞：消积导滞

孩子"脾常不足"，最常见的瘀堵就是积滞。积滞则营养、津液、气血都会被堵住不能流通，营养物质无法消化，这时如果还给孩子盲目进补，就会加重脾胃的负担，积滞就会入里化热，没有及时地消食导滞，因土生金，很容易感冒发烧。所以，给孩子进补，一定是以孩子消化好为前提。如何给孩子消积滞，可以参考本书第3章的内容。

② 湿滞：合理祛湿

湿滞和积滞一样，都是脾过度负荷导致的，而且湿性缠绵更难以清除。脾虚，则运化水湿的能力差，水湿内停就容易湿滞。一旦形成，脾就需要使更大的劲来疏通障碍物，压力就更重了。这时候给孩子进补，会让孩子更加湿滞，形成恶性循环。湿气如果停滞在体内排泄不出，日久会形成痰湿体质，还会诱发各种疾病，孩子的体质就会更加差，很难强健起来。很多时候，湿气重的孩子也会反复积食，前面我们说到的四星汤、五星汤和七运汤，可以消积祛湿；等积食减轻了，日常保健时，也要给孩子做好祛湿的调理。

③ 气滞：行气消导

气滞指脏腑、经络之气阻滞不畅，表现为闷、胀、疼痛，本质上就是脏腑功能出现了异常、气机不畅。体内物质本来就流通不畅，这时如果还继续给孩子进补，积聚的东西也就越来越多。此时，家长要先帮助孩子把气机打开后才能进补，否则只会越补越堵，导致气机进一步受

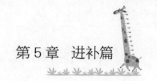

阻，严重的甚至还会引起血瘀。

　　比如，太子参、陈皮有健脾益气的功效，孩子消化好，没有明显外感炎症的时候，就可以用5克太子参、2克陈皮给孩子泡水喝，每周1~2次，达到疏通气机、保健身体的食补功效。

四季特点不同，给孩子进补的侧重点也不同

　　一年四季，由于不同的环境变化与孩子的生长规律，在儿童中医保健方面有不同的侧重点。顺应这些季节特点给孩子健脾，就能取得比较好的效果。

① 春季宜健脾，柔肝，兼祛湿

　　春季肝气旺盛，脾土的运化功能容易被过旺的肝火影响。饮食当减酸增甘以养脾胃，平时在替孩子健脾的同时，还要着重疏肝气，比如多呵护孩子情志，不要经常呵斥孩子。此外，春季湿气渐重，孩子在健脾的时候就不要继续滋阴补肾了，而应该以祛湿为主，从而减少湿邪对孩子脾胃的影响。

推荐食疗方·疏春方

材料： 谷芽10克，陈皮2克，木棉花8克，藿香5克，芒果核12克。

做法： 材料下锅加适量水，烧开后转小火慢炖20分钟，煲取1碗水或小半碗水饮用。春季可每周喝1次。如果轻微积食，可配合素食连续喝1~3天。

功效： 消积祛湿、健脾养胃、疏风理

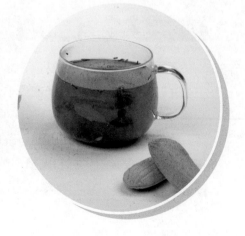

气，还可预防伤风外感。

适用年龄： 1岁以上的孩子，消化好、无病痛时，对证、少量多次分服。蚕豆病可服。

注意： 喝疏春方的时候，不用再喝三星汤或者四星汤助消化。

推荐食疗方·新豆菊饮

材料： 杭菊5克，黑豆15克，百合8克，赤小豆10克，冰糖适量。

做法： 黑豆、赤小豆下锅，加适量水，大火煮沸后转小火煮至熟透，加入菊花、百合煮15分钟，加适量冰糖调味即可。每周1次。

功效： 健脾祛湿，平肝明目，补肾养阴而不碍脾。

适用年龄： 3岁以上的孩子，消化好、无病痛时，对证、少量多次分服。蚕豆病可服。

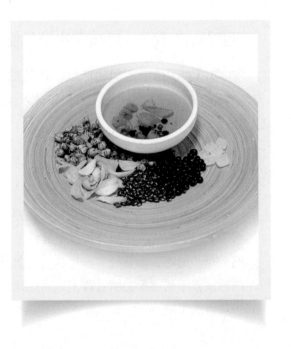

② 夏季宜先排寒，后健脾，兼顾心

　　夏季心经当令，火气易炎，故饮食应减苦增辛以养肺气；又因"脾主长夏"，长夏湿重，孩子在夏季最适宜健脾。同时要把握好夏季阳气旺盛的特点，多给孩子驱除体内的寒气，孩子的体质就会得到明显改善。此外，夏季孩子爱出汗，心跳也比平时快，导致火气外出，心阳受损，无法温煦脾阳。与心火相连的脾土易受牵连，健脾的效果就会不好。所以，不妨在夏季给孩子吃点清心安神、益气健脾的食物。

推荐食疗方·小儿健夏方

材料： 炒白扁豆15克，土茯苓12克，木棉花10克，麦冬8克，去心莲子8克，陈皮2克，猪瘦肉50克。

做法： 材料下锅，加约4碗水，大火烧开后转小火煲至约半碗水即可调味晾温饮用。每周1次保健用，严重者可连饮3天。

功效： 健脾燥湿，养心安神。

适用年龄： 2岁以上的孩子，消化好、无病痛时少量多次分饮。蚕豆病可饮用。

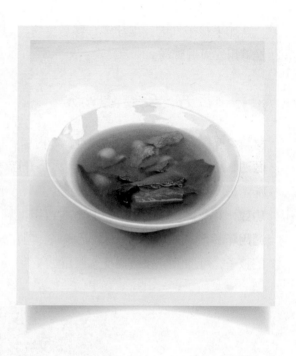

推荐食疗方·炎夏健脾方

材料： 炒白扁豆15克，土茯苓12克，冬瓜仁10克，麦冬8克，去心莲子8克，陈皮2克。

做法： 材料下锅，加约3碗水，小火煎煮至1碗即可。消化好时每周吃2～3次。

功效： 健脾，燥湿，助消化。

适用年龄： 2岁以上的孩子，无病痛、消化好时可服。蚕豆病可服。3岁以上的孩子，可加50克猪瘦肉煲水。

133

如果孩子气虚、虚汗多，容易生病，想健脾的同时，更专精地补气，更推荐用安夏健脾汤。

推荐食疗方·安夏健脾汤

材料： 五指毛桃8克，太子参6克，炒白扁豆15克，荷叶6克。

做法： 材料下锅，加约3碗水，大火烧开后转文火煲至1碗即可，可加黄糖调味。每周1~2次。

功效： 健脾胃，祛湿气，补正气，生阴津。

适用年龄： 1岁以上的孩子，无病痛、消化好时可服。蚕豆病可服。3岁以上的孩子，可加50克猪瘦肉煲水服用。

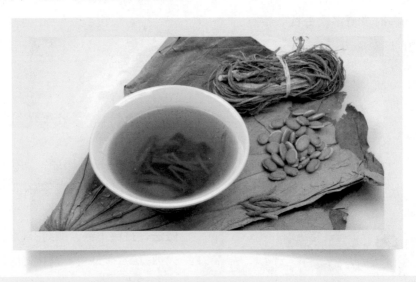

③ 秋季宜敛阳健脾，兼顾润肺、养肝

《黄帝内经·素问·四气调神大论》中就记载："此秋气之应，养收之道也。" 从立秋开始就该替孩子收敛阳气，为即将到来的冬季做好准备。同时，这个阶段长夏之气未消，依然是健脾的好时机。秋季干燥，燥邪最易伤肺损肝，故饮食当以减辛增酸，在健脾的同时也要兼顾

润肺养肝。秋季肺气过盛，就会伤肝。肝木受损，无法顺利进行疏泄的工作，不仅孩子消化功能会连带受影响，更会影响孩子的情志。因此，在肝的养护方面，家长也要留个心。

家长要注意的是，给孩子润肺的时候，雪梨糖水要慎喝。因为孩子本为"虚寒之体"，梨子偏凉性，不能过量吃。用雪耳、莲子等煲糖水会更适宜。

推荐食疗方·小儿安秋方

材料： 炒谷芽10克，炒麦芽8克，陈皮2克，乌梅5克，莲子5克，百合8克，猪瘦肉50克。

做法： 材料下锅，加约3碗水，大火烧开后转小火煲40分钟～1小时即可。每周1～2次。

功效： 消食健胃，理气润燥。

适用年龄： 3岁以上孩子，对证、少量多次分服；2岁以上孩子，只喝汤不吃渣，最好在无病痛时用。蚕豆病可服。

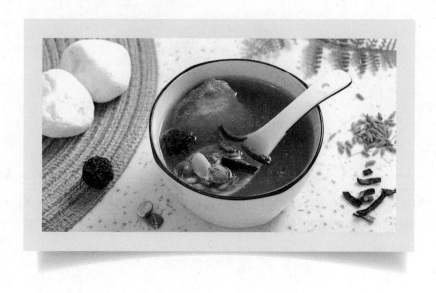

④ 冬季宜养藏，养阴生津，补肾健脾

孩子脾常不足，连带着肾气也是亏虚的。冬主肾，在健脾的同时，也是补肾气的大好时机。此外，冬季总是又冷又燥，孩子的新陈代谢比成年人旺盛，就更容易损耗津液。建议家长在冬季给孩子温和平补，健脾养肾，不要用峻补很猛的药。

推荐食疗方·健脾补肾方

材料： 芡实10克，核桃仁10克，莲子8克，山药10克，猪骨100克。

做法： 材料下锅，加约3碗水，大火烧开后转小火煮至粥水软烂即可。1周1~2次。

功效： 健脾补肾，促进宝宝生长发育。

适用年龄： 3岁以上的孩子，消化好、无病痛时，少量多次分服。蚕豆病可服。

另推荐食疗方·小儿暖冬方。详见本书第154页。

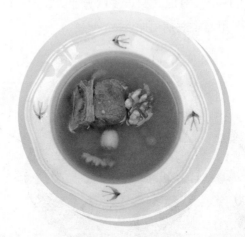

如果不确定孩子适合哪种健脾的儿童食疗方，这里也推荐一个经典的、孩子普遍适合的保健食疗方。只要孩子消化好、没有明显外感炎症，就可以给孩子每周煲1~2次，作为增强脾胃运化能力的保健食疗方用。

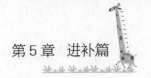

推荐食疗方·健脾养胃方

材料： 白术15克，陈皮1克，山药10克，太子参5克，谷芽5克。

做法： 材料下锅，加两碗水煎取至半碗，每周1～2次。

功效： 健脾和胃。适用于体弱易病、面色差、胃口差的宝宝。

适用年龄： 3岁以上的孩子，消化好、无病痛时，少量多次分服。蚕豆病可服。

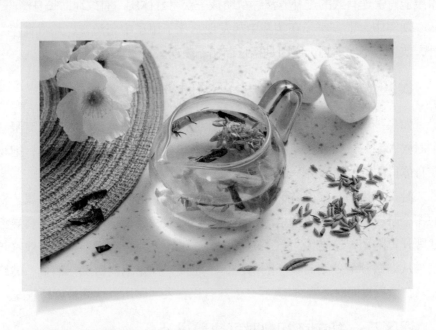

　　无论给孩子选择哪种保健、进补性质的食疗方，首先，都要以孩子消化好、无病痛为前提。其次，这些食疗方也不是多多益善。一般来说，根据孩子的身体状况，选择最对证适合的一种即可，每周1～2次。期间一旦发现孩子有积食的迹象，该怎么办呢？别急，立即停止进补，调整饮食，以清淡7分饱为主，必要时可以用新三星汤等食疗方消积食、助消化，等孩子消化好了，再考虑继续进补。

第❸节 ✿

提防这些错误的进补方法！

面诊中，我每天都会回答家长们大量的疑问，也理解每个家长的焦虑，希望能有快速有效的进补方法，帮助孩子获得好体质、有效地助长身高。

现实中，很多家长在实践中却发现给孩子用了中药汤方、儿童食疗方进补，效果却不太理想。原因是家长存在一些误区，调理不得法。

误区一：明显积食、消化不好时进补

如果孩子有积食，证明脾胃比较虚弱，对食物的承受能力也很有限。这个时候，家长该纠正自己拼命想让孩子健脾补益的观念，先助消化，把积滞在身体里的"垃圾废料"先清干净。

给孩子用药，最好咨询医生进行辨证分析，准确了解孩子到底属于积食的哪个阶段，再在医生的指导下用药。有时候我会给孩子同时开消食导滞和健脾开胃的药，这是因为孩子的积食情况比较轻或脾虚较严重。一般家长比较难从细微分毫处判断孩子的情况，不建议一开始就同时进行消食、健脾，应该在消积食同时还素食3天后，依然有积食表现时用，这就是攻补兼施。

误区二：病中或初愈时就急着进补

孩子正在生病，虽然营养消耗大，但消化功能更是脆弱，你看孩子精神蔫蔫的、不太肯吃饭，其实就是脾胃在给家长发信号：不要强喂孩子，而更应让孩子多休息——不仅身体要休息，脾胃更需要。这个时候就不要急着健脾。病后初愈，消化功能的恢复需要一段时间，通常是1～2周，这段过渡期孩子的饮食最好以清淡为主，再循序渐进地增加食物：

前3天：建议素食；

中期：可慢慢加肉汤，再过渡到少量肉渣；

后期：逐渐增加食物的量和种类，观察孩子是否能消化。

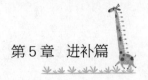

误区三：经常给 3 岁以下孩子用药物健脾

我常在给出喂养方案的时候说明：3 岁以下的孩子，不必要用药物进行健脾。对于 3 岁以下的孩子，最好的健脾手段就是不要让孩子积食。注意孩子主食跟辅食的合理搭配，主要进行乳食喂养，方法合理，就是最好的健脾方法了。

① 6 月龄以内的宝宝

母乳或配方奶可以满足营养需求，一般不需要额外补益。若宝宝出现大便有黏液、奶瓣、带一点血丝、干硬，或多天无大便，同时喝奶不积极，就要考虑宝宝是否有积食了。这个时候，可以通过调整喂奶量呵护宝宝的脾胃。

母乳喂养的，妈妈要吃清淡，同时每次喂奶时长减少 1 ~ 2 分钟；如果喝配方奶的，每次冲奶时保持水量不变，奶粉量减少 1/4 ~ 1/3，每次给宝宝喝 9 成。如果积食情况比较明显，可以在减少喂奶量的同时，给宝宝服用新三星汤 3 天，每天 1 袋。

② 6 月龄 ~ 1 岁的宝宝

主要吃奶和辅食，一般也不需要补益。若宝宝积食，可断几天辅食，并减少奶量。积食严重的孩子，一定要在医生的指导下，才可服用消食导滞的药物。

③ 1 岁 ~ 2 岁的宝宝

喂养从奶逐渐过渡到固体食物，在这个适应的过程中，脾胃更需呵护，经常煲药膳补益反而过犹不及。当然，不是说这个阶段的孩子一定不能喝汤，体质明显亏虚的可以在专科医生指导下使用。如果要喝，或有少数食疗方适合这个年龄段服用，也一定要在无积食、无病痛的情况下喝，且不要把汤煮那么浓，并只喝汤不吃渣。

第④节 ❀

能让孩子长高长肉的营养有哪些？该怎么补？

喂养孩子，营养均衡很关键。每一种营养都是孩子长高路上的基本元素，缺一不可。有的家长太溺爱孩子了，总是给孩子吃小零食、加餐，孩子的嘴被养刁了，3餐饮食挑食、吃得不多，整体看上去就比较瘦弱、不长个，或虚胖易病、有痰湿质——这两者其实都是脾胃差的典型体质。

大家日常最关心的，往往是孩子营养够不够？怎样才能给孩子补充更多营养？今天我们就来聊聊孩子营养均衡那些事。

什么是营养？

营是经营，养是抚育。营是指经营、营造，有刻意的意思，强调利用后天来刻意安排；养是指滋养、养育，是抚育的意思，强调的是帮助成长。"抚养"不同于"营造"，抚养更强调顺其天性。也就是说，营养就是顺其天性来刻意滋养。

要营养孩子，就要懂得孩子的生理特点，不要用成年人的思路来强加于孩子；还要学习顺应时节特点养育孩子，不要用一成不变的方式来喂养孩子；更要懂得在这些特点下，什么东西是有所助益，有意地进行安排、调节。这样孩子才能获取充足的营养长好身体。

食物是营养的来源。《黄帝内经》指出："人以天地之气生，四时之法成。"意思是人体要靠天地之气提供的物质条件才能生存，孩子适应四时阴阳的变化规律，才能发育成长。食物生于天地之间，接受天地之气的滋养才能生长，所以食物没有绝对好也没有绝对坏，每个食物都有它的作用。

通过吃食物，用食物中的气补人体的气，达到身体阴阳平衡，变得健康，这就是营养。如果孩子偏食、挑食、饮食单一，气的来源就会有缺失。

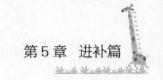

家长最常关心的、让孩子长高长肉的营养有哪些?

① "钙 D 同补"且不过补,才能有效促进骨骼、肌肉发育

钙是人体中含量最多的无机盐的组成元素,是骨骼构成的重要物质,也是人体神经传递、肌肉收缩、血液凝结和激素释放等所必需的元素。

缺钙容易导致孩子形成驼背、X形腿、O形腿、骨质软化等,影响孩子正常发育和日常生活。宝宝如果缺钙,2月龄时就会有明显表现,如夜间啼哭、出汗多、食欲减退、易患呼吸道感染、贫血及枕秃等。严重者可出现手足抽搐。

注意,钙绝非多多益善。孩子是否缺钙,需要如何补钙,须经医生诊断决定。一般来说,健康孩子只要饮食正常、配餐合理,就无须另外补充钙剂。如果孩子确诊为缺钙,需服用儿科医生开具的无机钙。

家长自行加量是要不得的。有的家长喜欢把钙片当成小零食,没事就给孩子吃一片,殊不知长期过度补钙的后果很严重。比如,近年来,小宝宝患不同程度肾结石的病例越来越多,经查,原因正是来自焦虑的家长过度给宝宝补钙。

补钙的同时,可别漏了补充维生素D。"钙D同补"才能促进钙、磷的吸收,达到更好的补钙效果。维生素D是一种固醇类衍生物,又称抗佝偻病维生素。如果宝宝体内维生素D不足,引起钙、磷代谢紊乱,就容易得佝偻病。

不过,有的家长喜欢给孩子喂食鱼肝油等含维生素D的保健品,但同时还给孩子食用富含维生素D的食物,管够不管量,这就造成了维生素D的重复、过量。过度补维生素D,容易引起持续高钙血症,继而发生钙盐沉积于各器官组织而影响器官功能,还会对孩子的智力发育造成负面影响。

记住啦:孩子的身体每天只需要400国际单位(IU)的维生素D,如果是滴剂,按量1滴就够。需在医生指导下服用维生素D,不得自行乱服。

② 补铁补血,预防贫血,气血足

身边贫血、瘦弱、血色不好的宝宝很多,为了给孩子补铁补血,家长们

煞费苦心，除了药补、食补，各种奇招都愿意尝试。比如，最著名也是最多人相信的，就是认为用铁锅炒菜能给宝宝补铁补血。

别再给孩子乱补啦！贫血的孩子确实需要补铁、补血，但绝不是真去"吃铁"啊！哪怕吃掉一整口锅，也是没用的。

宝宝贫血，有先天薄弱、后天失养和外感内伤等多种原因导致五脏六腑长期气血亏虚。进一步讲，气虚的"气"，指的就是脾气虚损。"脾统血"，是说宝宝如果脾胃受损了，不能完成化生气血的重要功能，就导致了贫血。此外，如果后天铁元素的摄入不足，也会导致贫血。

如何补铁补血？市面上有一些铁剂营养素，像药丸一样吃起来很方便。但必须在医生的指导下服用，请医生根据宝宝的生长发育状况和贫血情况综合考虑后，给出详细的补铁补血方案。

与直接补充铁剂相比，通过食疗来补充铁元素，吸收效果更佳，比如，日常给孩子多吃猪肝、糯米、龙眼肉、瘦肉、动物血、胡萝卜、黑木耳等。

③ 最常被家长忽略的微量元素，关乎孩子发育

比缺钙更需引起重视的，是孩子缺锌。脾胃虚弱的人，大多都缺锌。对于补钙，家长都很重视，但是对于补锌，很多家长还没意识到其重要性。

> 缺锌的孩子会有以下表现：首先就是厌食；其次是咬指甲，注意力不集中；还有反复口腔溃疡；瘦小、头发枯黄等。长期缺锌还可能导致生长发育变慢、智力发育低下。

锌是孩子体内必需的微量元素之一，一旦缺少了就会影响到体内的细胞代谢，阻碍了生长激素轴的功能，这样孩子的生长就会变得缓慢，生长发育影响极大。此外，锌的流失会使孩子的脑细胞中的DNA和蛋白合成发生严重的问题，这样就影响智力发育。

缺锌，主要通过饮食来补充。家长要有意识地给孩子多吃一些含锌量高的食物：牡蛎、麦芽、瘦肉、牛肉、羊肉、鱼肉、南瓜、茄子、牛奶、核桃、芝麻、紫菜、动物肝脏等。一般情况下，只要平时多吃一点这类食物，

脾胃正常运作，孩子就不会发生缺锌的现象，即使已经缺锌，也会很快得到补充。

科学烹煮，让食物更有营养

孩子"脾常不足"，要吃易消化的食物。食物烹饪方法按健康程度从高到低依次排列为：蒸、煮、煲汤、炖、炒、烤、炸。

蒸，保留了食材的原汁原味以及食物原有的蛋白质、纤维素等营养成分，是比较好消化的形式，并且为无油烹调。

煮，能让食材里面的营养物质释放出来，使其最大化保留，减少烹饪时食材有害物质的产生。让食物变得透烂，容易消化。

煲汤，是将食材加上汤水，以小火慢炖细熬，且加上一定的调味品。食物中的营养物质会在汤水中，比较容易吸收。值得注意的是，汤煲好了最后放盐，营养价值更高。

炖，适合肉类食材，食材与清水放入有盖的容器中，长时间用文火炖煮，可将肉类炖制得比较软烂，容易消化，可以减轻肠胃负担。

而炒、烤、炸不适合作为儿童摄入营养的主要烹饪方式，尤其是烤和炸。

能给孩子服用益生菌、乳铁蛋白吗？

孩子的肠道菌群会自行调节到平衡的状态，长期服用益生菌，反而会扰乱内部环境的和谐。西方最新的研究表明，有些菌株是没有办法通过口服在体内定植的，吃了很可能没用，不如花心思在孩子的脾胃调理上。孩子因病使用抗生素后，可以服用1～2周益生菌调理肠道菌群，但不建议长期吃。

而乳铁蛋白和免疫球蛋白是人初乳的核心组成部分，可以帮助孩子抵御外界细菌和病毒感染。可是，乳铁蛋白只能给宝宝提供最初的免疫力。孩子逐渐长大，是无法通过补充乳铁蛋白来获得更强免疫力的。

想要孩子少生病，其实也不难，不用额外地吃很多保健品、营养品。只要顾护好孩子的脾胃消化就好了。所谓"正气内存，邪不可干"，正气足，就如同一个金钟罩守护孩子健康，外界病邪很难侵袭身体。正气从哪里来？正是脾胃运化而来！

第❺节 ❧

小宝宝能进补吗？

几乎没有不为孩子生长发育担心的家长。哪怕孩子本身身高、体重都非常不错，家长也往往想要精益求精。因此，也有不少家长在孩子还是襁褓里的小不点的时候，就来问我："能不能给宝宝开一点进补的方子，宝宝每天只喝奶，我怕他不够营养呢。"

这可让我犯难了。3岁以下的孩子，包括脾胃在内的脏腑，本就是"成而未全、全而未壮"的，没有发育完全，还非常娇弱。孩子天生体质虚寒，日常喂养也容易量大、肉多，脾胃负担已经很大了，再吃食疗方，往往会出现时机不对、辨证不对、过量、过补等情况。

任何事情都是过犹不及，这点在给孩子进补上尤其如此。考虑到小宝宝的脾胃消化能力，3岁之内尽量还是不要随意服用汤方、健脾方等。我通常建议3岁以上的宝宝再服用，更有补益效果，尤其是健脾益气的食疗方。

比如，前面介绍过我的经典健脾食疗方"健脾养胃方"的服用方法。很多家长在了解这道食疗方后常常来问："孩子1岁多（甚至不满1岁），能不能喝这个汤？材料减半、煮得更稀一些行不行？"答案是：建议按照食疗方食谱中给出的适用年龄来，否则，给脾胃过度的营养补益，脾胃也只会受累地说一句"受不起"呀。

不过，3岁以下的孩子并非没有健脾的保健方法。

1岁宝宝脾虚，如何提升脾胃运化能力？

这个年龄段，其实并不需要健脾保健方加持。实在想健脾，可以在宝宝添加辅食后，在消化好、无病痛的前提下，给宝宝喝一点茯苓粥的粥水（5克茯苓煮粥，舀出米汤给孩子喝）。

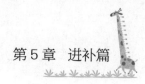

1～3岁如何服用健脾方？

3岁之内尽量还是不要随意服用汤方、健脾方等。想让孩子的脾胃健运，健脾方只能起到附加补益的作用，最关键的依然是科学的喂养方法。不要让孩子吃撑、积食。

如一定要服用健脾食疗方，有2个相对比较温和适合的。

推荐食疗方·小儿健脾方

材料：太子参6克，白术8克，去心莲子5克，陈皮1克。

做法：材料下锅，加约2碗水，大火烧开后转小火煎至大半碗即可服用。1周1次。

功效：健脾和胃。蚕豆病可服。

适用年龄：宝宝加辅食后，无病痛、不积食，消化好时对证、少量多次分服。

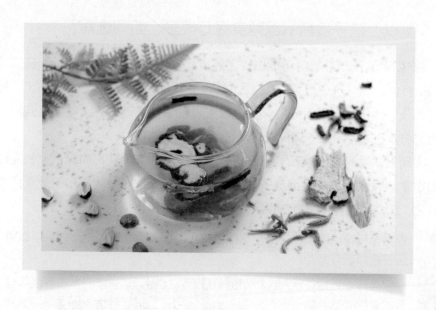

脾气虚比较明显的孩子，还可以用2克陈皮和5克太子参泡水，每周2次。但切记，健脾的前提永远是消化好、无病痛，否则健脾食疗方对孩子来说就有害无益了。

推荐食疗方·茯苓粥

材料: 茯苓15克,粳米或大米30克。

做法: 材料下锅,加约3碗水,大火烧开后转小火煮至粥水软烂即可。1周1~2次。

功效: 祛湿健脾,养心安神。蚕豆病可服。

适用年龄: 宝宝加辅食后,无病痛、不积食,消化好时对证、少量多次分服。1岁以内孩子隔渣只喝粥水。

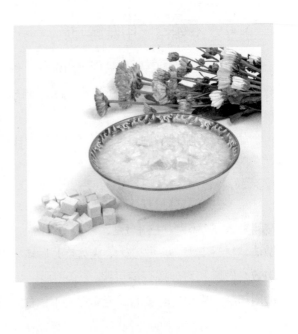

3岁以上孩子适合的健脾食疗方很多,如何选择?

3岁以上的孩子脏器的功能相较之前更成熟一些。3岁前把孩子的脾胃消化基础打好,等到孩子到了3岁之后,其实就不会很难养、很容易生病了。此时再在孩子消化好、无病痛的时候,每周服用1~2次健脾方,就能起到锦上添花的功效。如何给孩子选择健脾保健的食疗方?

实际上,没有人比家长更了解孩子了。孩子的身体状况如何,家长应该了如指掌。因此,可以根据孩子的自身体质来判断这段时间哪种保健食疗方更对证。选择的时候可以考虑以下几种情况:

① 根据季节特点为孩子选择应季保健食疗。比如,春季多雨潮湿,可以给孩子选择疏春方。

② 根据孩子最近身体状况选择对证食疗方。比如,太子参白术水等健脾理气的食疗方适合给气虚、汗多的孩子服用;五指毛桃猪骨汤可以帮助孩子健脾祛湿;想达到健脾祛湿、滋阴扶正的功效,可以服用安夏健脾方。

③ 如果暂时不知道如何选择的,可以每周给孩子服用新四神汤,或经典的白术佛手汤。

第 6 节

最省钱、有效的进补方法：带孩子晒太阳！

天气好的时候，要是去小区散步，往往会看到家长们带着孩子们在小区"遛娃"。家长们常常聚在一起聊聊育儿经，小朋友们也会一起玩耍，一派悠闲之色。可别小看了这个日常活动，其中可蕴藏着一个养生保健的好方法，那就是——晒太阳。世间万物的阳气都是来自于太阳，晒太阳本身就是最好的温阳补阳的方法。

唐代医药学家孙思邈在《备急千金要方》中指出："凡天和暖无风之时，令母将儿于日中嬉戏，数见风日，则血凝气刚，肌肉牢密，堪耐风寒，不致疾病。"可见，晒太阳对小儿防治疾病、促进生长发育的重要作用。

我们前面说，年龄较小的孩子其实不太适合过早地食疗补益。其实，"补"的方法还有很多。晒太阳，就是最省钱、有效、全年龄适合的进补方法！

晒太阳，最好是晒孩子的背部

晒太阳，最好是晒孩子的背部。晒背，在古时候叫负暄。《老老恒言》中说道："背日光而坐，《列子》谓'负日之暄'也，脊梁得有微暖，能使遍体和畅。日为太阳之精，其光壮人阳气。"腹为阴，背为阳，背部分布的基本都是人体的阳经，很多经脉和穴位都在后背，背部养好不但能提升阳气，而且能使气血通畅。

现代医学也证实，人的背部皮下蕴藏着大量的免疫细胞，通过晒太阳可以激活这些免疫细胞，达到疏通经络、流畅气血、调和脏腑、祛寒止痛的目的。

给孩子晒晒背，不仅可以温补阳气，还可以祛除堆积在体内的寒气，该怎么晒呢？要注意晒背时间。晒背的最佳时间，是早上的9:00—10:00，下午4:00—5:00，这个时段的气温最为舒适，阳光也不会过于猛烈。

家长可以让孩子趴着或者坐着，拉高背部的衣服，迎着阳光即可，晒到微微出汗效果更好，也可以在自家有阳光的阳台上一边晒后背，一边"工"字搓背、上捏脊。背部布满了经络和要穴，进行相关的小儿推拿手法，对于某些疾病的快速恢复或者提高免疫力都有很明显的帮助。

小贴示 晒太阳时间不宜超过15分钟。

还有一点别忘了，最好选择无风晴朗的天气给孩子晒后背。如果外界环境风大、阴天、灰霾天、气温低，就不能让孩子在户外裸晒了。晒背后，孩子微微出汗，所以要及时用干毛巾或热毛巾为孩子擦干汗水，再穿上衣服。此时如果忽略了背部的保暖，风邪侵入人体，反而更伤阳气。

等到了深秋严冬，温度比较低，不适合给孩子脱衣服晒背，那也可以让孩子多一些户外活动，比如爬山、登高，除了让孩子接触大自然，适当运动之外，沐浴阳光，阳气就会慢慢充盈起来。可以说，晒太阳是个四季都适合的保健活动。

晒完太阳后，可以喝点滋阴的食疗方

有的孩子晒完太阳之后，会有口干舌燥、出汗多、明显疲倦的感觉。孩子本身就是气虚体质，整体肯定会稍弱一些。晒太阳的时候，孩子难免跑跳玩耍，气随汗泄，孩子多多少少都会有点蔫。这时，别忘了及时给孩子补充水分；可以喝一些温开水，也可以每周给孩子煮2次左右的滋阴清润食疗方，让养阳的效果更佳。

推荐食疗方·秋柠饮

材料： 陈皮1～2克，柠檬1～2片，蜂蜜5～10毫升。

做法： 陈皮和柠檬入杯，热水泡开放温，加入蜂蜜即可，每周不超过3次。

功效： 理气润燥。

适用年龄： 2岁以上孩子，对证、少量多次分服。蚕豆病可服。（1岁以内忌用）

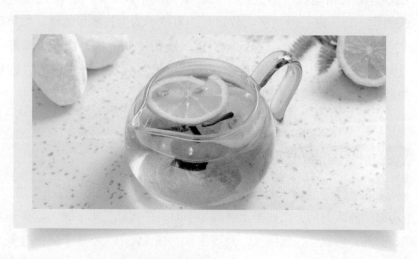

推荐食疗方·沙参玉竹瘦肉粥

材料： 粳米50克，猪瘦肉50克，南沙参8克，玉竹8克，去核红枣2枚，姜1片。

做法： 瘦肉焯水，所有材料下锅，加约4碗水，大火烧开后转小火煲2小时至粥水软烂即可。

功效： 养阴清热，益胃生津。

适用年龄： 3岁以上孩子，对证、少量多次分服。蚕豆病可服。

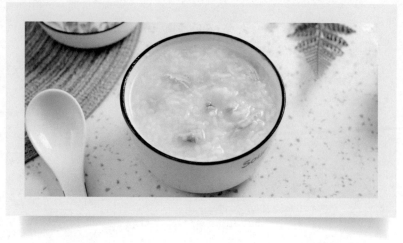

合理作息，帮助孩子更好收敛阳气

我推荐家长带着孩子晒太阳，核心是为孩子收敛阳气。阳气由升转为降，气血也一样。家长给孩子收敛阳气，为孩子的生长蓄积能量。如果孩子的阳气没有收敛好，就会出现各种不适，比如皮肤干痒、口干舌燥等"秋燥"症状；手足心热、反复口腔溃疡等"虚火"症状；脾胃虚寒，容易腹泻、拉肚子。如何为孩子收敛阳气？注意以下2点。

① 收敛阳气，最好的方法就是早睡

进入秋季要让孩子养成早睡早起的好习惯。每天可以让孩子增加1个小时的睡眠时间，比如早上晚起半小时，午睡延长半小时，让孩子多睡一会儿，解秋乏，敛阳气。需要注意的是，敛阳气不等于睡得越多越好。如果孩子睡得太多，容易心神涣散，越睡越没精神。

② 收敛阳气，不可忽视调摄孩子的情志

孩子出现烦躁、易醒、夜啼等症状时，家长更要呵护好孩子的情志，不要让孩子过于兴奋，对孩子的教育也要注意方法，注意跟孩子的沟通方式，家长多些陪伴、不要偏爱其实是对孩子最好的早教。

第 **7** 节

没听说吧，磨牙也能补肾助长！

有的孩子长牙晚、换牙晚，家长要留心，这很可能是肾气不足的表现。中医讲"齿为骨之余"，牙齿的发育是骨骼成熟的一个粗略指标，而"肾主骨"，肾是主持骨骼发育的，所以牙齿的发育根在"肾"。而孩子脏腑娇嫩，天生就有三不足：脾常不足、肺常不足、肾常虚。

肾精不足则生髓少，就会直接影响孩子的身体发育。说到这，很多家长又着急了，"是不是要给孩子补补肾呢？"注意啦，给孩子补肾，不能吃很多大补的名贵药材，更不能用成年人补肾的药物——成年人和小孩子肾虚的情况不同，自然调理方法也不同。建议以温补、平补为主。比如，平时给孩子多吃一些核桃、板栗、芝麻、鱼类、鸡肉等既能补肾，又相对温和的食物。

除了用食物补充肾气，日常生活中，还可以适当锻炼孩子的咀嚼能力。从中医保健的角度来说，给孩子吃点香脆的食物"磨牙"，可以固肾气，从而帮助骨骼、牙齿发育。

咀嚼也能补肾？

古人云："齿健则身健，身健则长寿。"所以在古代有一种名为"叩齿"的养生方法，这其实就是空口咬牙，将上下排的牙齿互相叩碰。苏东坡也有叩齿的习惯，他曾经"一过半夜，披上上衣面朝东南，盘腿而坐，叩齿三十六下"，这么做完了之后，他当下便觉得神清气爽。

中医认为叩齿可以补肾、养脾胃。"齿者，肾之标"，由肾中精气所充养，肾中精气充沛，牙齿坚固则不易脱落，叩齿能健齿、充肾精，故可固肾。牙齿健康了，食物易被嚼细，脾胃的负担也就减轻了，故能健脾胃。古代中医对咀嚼饭菜有讲究，说一口饭要咀嚼36下，全部吃完之后还要叩齿36下，可以补肾益脑。

我们不必拘泥于36这个数字，但可以从古代医师的方法中得到不少保健的灵感：

① 吃饭时，引导孩子和自己一起细嚼慢咽，不仅让牙齿代替脾胃的一部分研磨消化工作，更在咀嚼的过程中锻炼牙齿，进而固肾。

② 年龄较小的宝宝牙齿比较脆弱，不宜强制叩齿补肾。但适当用食物磨牙、锻炼咀嚼能力，也是固肾的好方法。

曾有家长问我："许教授，明明我已经把宝宝的食物做得很精细了，按道理应该很好消化吸收才对，孩子怎么还是脾虚，容易积食？"

宝宝吃东西是需要咀嚼的，咀嚼的过程其实是一个帮助生津的动作。咀嚼的时候，身体就会知道我们在吃东西了，就会有更多津液产生，帮助我们消化和吸收食物。如果家长把食物做得过于精细，宝宝不用嚼几下就吃下去了，这样反而不利于消化，而且还会影响宝宝摄入膳食纤维。

小贴示

这和我常说的，让孩子吃软吃少并不冲突。吃软吃少，不是一味让孩子吃糊状物、吃粥水，而是相对于成年人的饮食习惯，给孩子吃的食物要煮得更软烂些，切得更细碎些。孩子消化好的时候，适当吃点小馒头、小饼干等锻炼咀嚼的食物，也是可以的。应该注意，不能过度强调咀嚼功能锻炼，应根据孩子消化状态来灵活调节每天食物内涵。

第 8 节

孩子肾气不足、怕冷、易感冒，用好这个食疗方

几乎每个班上都会有几个"小黄毛"孩子：头发稀黄，脸色青青黄黄不太好，平时比较怕冷，易出汗，四肢末端经常冷冷的，天气稍变、吹久一点空调，就很可能感冒发烧，而且长得瘦瘦小小的，比同龄孩子更瘦弱一些。这类孩子身上的特征，其实就是典型的肺脾气虚日久引致肾气不足。

尤其到了寒冷的冬季，寒邪最容易损耗人体元气。原本就肾气不足、肾阳虚的孩子，更容易小手冷冰冰，平时无精打采、没力气，对尿液的固摄能力也会减弱，所以，有的孩子一到冬季就尿床。

前面我们学到，对于肾气不足的孩子，可以通过日常饮食、叩齿磨牙来固肾补气。除此之外，还可以有针对性地用一些小儿补肾的食疗方来补肾，在肾中囤积充足的元阳之气，让孩子胃口好、睡眠好，五脏调和，血气通畅，手足温煦，而最关键的是，冬季给孩子补好肾气，来年春夏的身高发育会明显增快。

我有一道非常经典的食疗方：小儿暖冬方，就很适合由于"肾常虚"而发育落后的孩子。难道这个食疗方只有在冬季使用，进补的效果才明显吗？

小儿暖冬方只能在冬季用吗？

其实，小儿暖冬方虽然是季节食疗方，但并不是只能在特定的季节服用的，更重要的是看孩子的身体状况。阳气不足的、虚寒体质明显的、过敏体质的孩子，只要身体状况适合调补，也能不分季节地使用小儿暖冬方，此前章节中介绍的春季的疏春方、夏季的小儿健夏方、秋季的小儿安秋方也是这样的道理，不必完全按季节使用，只要符合相对应的证候特点就可以服用，这就是中医异病同治的道理。

如果孩子有草莓舌、舌尖红，证明孩子有热，暂时不适合喝小儿暖冬方；如果孩子是地图舌，不一定适合暖冬方，还要看孩子是否虚寒体质；如果舌头淡胖甚至有齿痕，舌苔不厚，是可以对证服用的。

推荐食疗方 · 小儿暖冬方

材料： 芡实8克，核桃1颗，五指毛桃10克，白术15克，百合5克，去心莲子5颗。

做法： 材料下锅，加约3碗水，大火烧开后转小火煲40分钟即可。

功效： 补脾益肾。适用于胃口、睡眠不好、手足冰凉等症状的孩子。

适用年龄： 3岁以上孩子，对证、少量多次分服。蚕豆病可服。

注意： 此方不宜与牛奶同食。

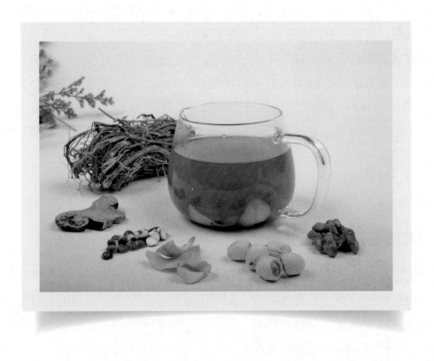

小儿暖冬方是一道健脾补肾食疗方，而且非常适合冬季食用。只要孩子消化好、无病痛，就可以每周服用1~2次。

哪些孩子适合小儿暖冬方：

① 阳气不足的孩子，平时容易出现以下症状，就可以使用小儿暖冬方

易出虚汗、畏寒怕冷、脸色苍白；
容易流鼻涕、打喷嚏，甚至感冒发烧；
不爱动、大便稀薄、小便清长；
发育速度慢，比同龄孩子更矮小、更易生病。

② 脾、肾、肺气不足的孩子，使用小儿暖冬方也可以起到不错的调补效果，具体表现为

肾气不足：发育落后，头发黄，记忆力差；
脾气不足：脾胃运化无力，易积食；肠道动力不足，易便秘；
肺气不足：天气稍冷，容易患呼吸系统疾病。

③ 虚寒体质明显的孩子，当孩子出现以下症状时，说明孩子属于虚寒体质明显，也是可以用小儿暖冬方进行调理的

舌质淡，舌体胖，舌苔不厚；
小便清长，大便溏稀或气虚便秘；
平时畏寒怕冷，喜欢喝温水。

④ 孩子患有过敏性疾病，其根本原因在于孩子气虚，肺脾肾的功能较弱。缓解期日常调理防发作，也可以服用小儿暖冬方

给孩子用小儿暖冬方补肾、调理体质、促进生长发育之余，别忘了做好对脾的顾护。还是那个道理，只有孩子消化好，才能比较好地接纳和吸收营养，进补的时候才能补得进，而不会虚不受补、滞上加滞。

第9节 🍀

想长高未必要忌口，这些小零食能补脾助长

《小儿药证直诀·变蒸》中认为，小孩子的特点是"五脏六腑，成而未全，全而未壮"，其中"后天之本"的脾胃尤其娇弱。所以我们常说，顾护脾胃是养护孩子的重中之重。想要孩子脾胃健运、消化好，难道一定要给孩子严格忌口、清淡饮食？各位"神兽饲养员"一定知道这不现实。

我其实也不建议太限制孩子吃零食，包括肯德基、麦当劳这种家长眼中的"垃圾食品"——只要消化好、无病痛，每周1次，适当吃也无妨。看着别的孩子能吃，自己却束手束脚不能吃，其实反而会影响孩子情志。

零食方面，只要给孩子选择健康的、有益的，控制好量，不要让脾胃太累，也不要让孩子吃完之后不想吃正餐。谁说孩子不能吃零食？有的零食还能健脾、补虚、增强免疫力、助长高呢！今天就给大家介绍几种孩子能吃、爱吃、吃了对身体有益的小零食。

管不住的小馋嘴：吃点豌豆、葡萄干

有的孩子小手小腿闲不住，喜欢玩闹，嘴巴也闲不住，总喜欢吃点啥。明明不饿，却有爱往嘴里塞零食的习惯，家长要好好反思一下，这大多数是太宠爱孩子、总给孩子更多接触零食的机会造成的。

要纠正孩子经常找零食吃，甚至耽误正餐的坏习惯，可以先从改变零食品种开始。豌豆和葡萄干是其中两种相对比较好的选择——注意咀嚼能力较弱的小宝宝不建议吃豌豆，有被呛到的风险。其实，豌豆是个总被家长忽略的助长好食物，还能给孩子理脾胃、助消化、防便秘、增强免疫力。

不过，我不建议买外面的袋装脆豌豆零食，可以用好下面这个食疗方。

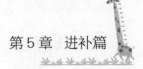

推荐食疗方·五香豌豆

材料： 豌豆300克，小葱 2根，香叶2片，豆蔻1颗，八角2颗，姜1片，草果1颗（或直接购买超市卤料包），生抽、盐适量。

做法： 小葱切段、豌豆洗净；锅内加水，放入葱段和卤料，再加1～2勺生抽，加入适量盐；大火烧开，加入豌豆，转中火开盖煮30分钟即可。每日吃小几口即可，有明显积滞或急性炎症时不吃。

功效： 调和脾胃，同利大肠，健脾助长。

适用年龄： 2岁以上孩子，消化好、无病痛时，可作日常食疗，适量常食。

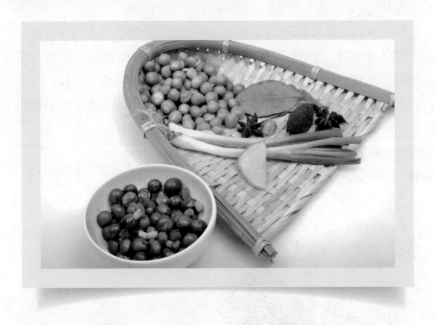

葡萄干其实偏甜，可以给孩子吃，但量也不要太多，每天3～5克就够了，家长要控制好。

酸酸甜甜，开胃助消化：山楂糕

一说到山楂，很多人都会下意识吞口水，它酸酸甜甜能开胃，最大的功效是促进胃液分泌、促消化。消化好了，生长发育就能有所提升。

不过，以下给孩子吃山楂的方法我都不建议：长期、每天直接吃新鲜山楂，或每天用山楂干泡水喝。山楂的消积力度强，长期食用山楂会耗伤中气，对孩子反而不好。冰糖葫芦或超市买的加糖山楂片、果丹皮等，可以偶尔尝鲜，但这些只能算作零食范畴，不太具有额外的食疗功效。此外，大山楂丸是消食导滞药，更不建议作为零食给孩子吃。

可以亲自给孩子做纯天然、不加添加剂的山楂糕。

推荐食疗方 · 自制山楂糕

食材： 山楂500克，土茯苓150克，冰糖250克，苹果1个。

做法： 山楂洗净、用盐水泡2分钟，除蒂去籽；苹果洗净切块（可不去皮）。山楂、苹果、土茯苓、冰糖下锅，加水煮开，用料理棒搅拌，或放入搅拌机，搅成细腻泥状；过一次筛，下锅，加入一点油小火慢熬至浓稠，放入保鲜盒，放入冰箱冷藏2小时即可。可以每天给孩子吃半个拳头量，可每周服用3次。

功效： 开胃，助消化。

适用年龄： 2岁以上孩子，消化好、无病痛时，可作日常食疗，适量常食。

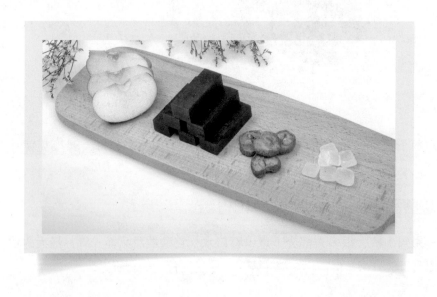

爱吃蛋糕，试试健脾小糕点：茯苓糕

"茯苓久服百病除"，茯苓被古代医家称之为四时"神药"，很适合用来给孩子平补。山药、糯米、粳米也是健脾和胃的食药材。可以说，茯苓糕是专门给体虚、脾虚孩子量身定做的小零食。

推荐食疗方·茯苓糕

材料： 茯苓15克，粳米50克，糯米20克，山药15克，白糖10克。

做法： 所有材料磨粉混匀，一点点加入温水，使材料粉混合成豆渣状，手能捏团、松手不散开；把混合好的粉过筛，然后放入磨具中轻轻抹平（可以选择孩子喜欢的小动物模具）；大火烧水，上锅转中火蒸15分钟即可。放冰箱储存，吃时加热。

功效： 健脾和胃，益气平补。

适用年龄： 3岁以上孩子，消化好、无病痛时，每天1小块，吃3天停4天；2～3岁每周1～2次。

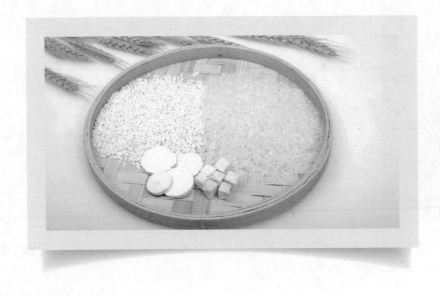

爱甜食，一吃糖就容易咳嗽：无花果干

无花果能清热生津，健脾开胃，还有润肺止咳的功效，常吃对肺系功能都很有助益。如果孩子长期咳嗽、喉咙痛，肺系比较弱，多吃无花果干也会有明显的改善，还对孩子的便秘有辅助调理的功效。

而且，无花果干甜甜的，不像糖果甜食那样，充斥着人工添加的糖精味，无花果干自带一种天然的甘甜，很多孩子能接受这种干果零食。

买的时候，注意比对，买正规厂家出品、含添加剂较少的。家里有烤箱的，也可以自己给孩子烤无花果干，消化好时可每天吃1~2块。

小补肾气：坚果

坚果尤其适合3岁以上孩子在秋冬季节小补，相比肉类还不容易吃撑积滞。

花生	性平，味甘，醒脾和胃、润肺化痰、滋养调气、清咽止咳，每天5~8颗。
核桃	性温，味甘，补肾益气、健脑益智、温肺定喘、润肠通便，每天1个。
南杏仁	性温，味甘，止咳、润肺、止喘，每天5颗。
板栗	性温，味甘，养胃、健脾、补肾，每天1~2个。
碧根果	性平、温，味甘，补肾健脑、补中益气，每天3个左右。
夏威夷果	性平，味甘，补中益气、润肠、缓解便秘，每天5个左右。

坚果偏温，以上每种的分量是指每天坚果摄入的总量。比如，孩子今天吃了1~2个核桃，就不要再大量进食别的坚果种类了。

　　此外，还可以选择松子仁（每天可吃3克）、巴旦木（每天3颗）、开心果（每天3~5颗）等坚果。只要消化好，宝宝都可以适量吃。但要特别注意的是，以上说的吃法，每周内不要连续吃超过3天。可以吃3天后停几天，下周再吃。消化功能比较弱的孩子最好将坚果打成粉服用。

　　以上就是一些比较适合给孩子吃的小零食，不仅有益、好吃，还能让孩子开心，呵护情志。只要孩子消化好、无病痛，小吃又何妨？

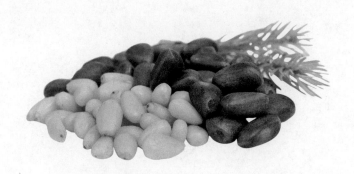

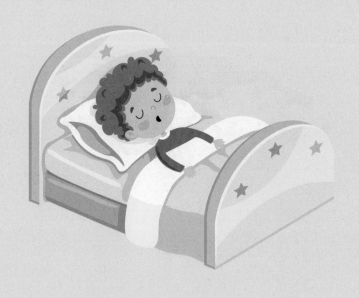

第6章 睡眠与运动篇

俗话说得好，药补不如食补，后面一句是什么呢？食补不如睡补。想要孩子长高，睡眠可太重要了！我常对一些不太懂得给孩子补的家长说，不如先从给孩子"睡补"开始吧！这章中，我会教大家一些方法，让"睡渣"宝宝变成拥有好睡眠的"天使"宝宝，在安睡中茁壮成长。除此之外，动则生阳，运动也是有效帮助孩子长高的活动之一。如何安全、有效地让孩子合理运动，孩子做什么运动更容易长高，是有讲究的，怎么做？接着往下看你就知道了。

第❶节 ✿

睡眠是如何影响孩子生长发育的?

相信大家都认识2022年北京冬奥会滑雪冠军谷爱凌,她除了是一名优秀的运动员,更是一名学霸。很多家长都会很好奇,这么优秀的孩子到底是怎么培养出来的? 她的母亲曾在一次采访中表示,对孩子的教育,第一是多睡觉,第二是学习,第三是玩。谷爱凌自己也曾在不同场合多次透露过,自己成功的秘诀之一就是每天至少睡10个小时,睡眠会促进身体和大脑的成长。

虽然我不是教育方面的专家,但我认为这位母亲能重视孩子的睡眠,是非常有先见之明的。中医讲"食补不如睡补",睡眠是如何影响孩子生长发育的呢? 了解睡眠对孩子生长发育的影响,是培养孩子拥有香甜好睡眠的第一步。

睡得好的孩子身体好、长得高

中医把人体的"抵抗力"称为"卫气"。卫气是阳气的一种,白天它会在人的体表运化行走,晚上就会进入阴分,行于阴经,所以睡眠就是一个"阳气入阴"的过程。

> 阳生于阴,阳气入阴,是一个汲取养分和能量的过程。这个过程里,如果卫气交接顺畅,五脏六腑就能更好地协调运作,也能更好地给阳气补充能量,阳气也能更好地归藏。孩子体内的阳气足,抵抗力就会更强,病痛也会更少。反之,孩子睡得不好,"阳不入阴",体内的阳气就会不足,体质也会逐渐变差。

而且,睡眠质量与孩子的身高息息相关。人体分泌生长激素的2个高峰时段分别是子时(胆经工作时间)和寅时(肺经工作时间),也就是晚上11点到凌晨1点和凌晨3点到5点。如果孩子每晚能保证在10点前入睡，一般情况下，到了晚上11点就能处于深度睡眠当中，随之就会分泌大量的生长激素，对长高有极大的好处。

尤其到了春季，春主升发，也是孩子生长发育的好时机，家长从现在起更要关注孩子的睡眠时间与睡眠质量，否则就会让孩子错过最佳的长高时机。

睡得好的孩子更聪明、更勇敢

研究睡眠领域的专家曾做过一个睡眠剥夺实验：志愿者被随机分为两组，一组每天能得到至少8小时的充分睡眠；一组被要求待在实验室，不允许睡觉，也不能喝咖啡提神。

结果发现，在睡眠被剥夺的情况下，一个人的学习能力将比充分睡眠的人差40%。临床上，也已有多个科学研究证实，睡不好会严重影响人体海马体的功能，进而影响人的学习效率。如果孩子长期睡眠不足，更会出现注意力不集中的情况，严重者更会影响脑力的发育。

所以，孩子学习时，熬夜做题海战术是非常没有效率的。相比之下，让孩子获得充足的休息，神清气爽地学习，记忆力、注意力都会更集中，学习效率也会更高。

此外，睡眠是由阳入阴的过程，如果肝胆之气不足，阳经就不能顺畅地把气血交接给阴经，孩子就会出现睡不好的情况。也就是说，一个孩子睡得好，他的肝胆之气也会更充盛，《黄帝内经·素问·灵兰秘典论》曰："肝者，将军之官，谋虑出焉。胆者，中正之官，决断出焉"，肝胆之气充盛的孩子在生活中表现出来也会更果敢决断。

谷爱凌的表现也印证了这个道理，从小睡眠充足，肝胆之气充盛，在决赛的第三跳勇敢选择难度最高的"1620"，与她的勇气果断是脱不开关系的。

中医讲，子时（晚上11点到第二天凌晨1点），胆经当令；丑时（凌晨1点到3点），肝经当令。所以，家长要保证晚上11点到凌晨3点这段时间，孩子能处于深度睡眠中，就能更好地养护肝胆之气。也就是说，每晚9点左右，孩子就要做好入睡的准备，争做省心的"睡神宝宝"。

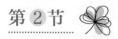

第❷节

如何改善孩子的睡眠质量？

临床上，我面诊过很多体质虚弱、易生病的孩子。这些孩子大多都是睡得不好的，而且表现出来的性格都比较胆小、爱哭。

睡不着、睡不好、睡不够、睡不醒，这已经成为现在许多人的烦恼。一些广告里常说："让你拥有婴儿般的睡眠"，但有时候家长会发现，孩子的睡眠质量其实也并不太好。都想让孩子多睡一会，但孩子却是个"睡渣宝宝"，这该怎么办呢？今天就来为大家讲讲，如何让孩子拥有"冠军谷爱凌同款"睡眠。

来看看，你家孩子睡得好吗？

2022年北京冬奥会冠军谷爱凌每天要睡10个小时，孩子每天要睡多长时间呢？可以参考以下数据：

①	0～3月龄：14～17小时；
②	4～11月龄：12～15小时；
③	1～2岁：11～14小时；
④	3～5岁：10～13小时；
⑤	6～12岁：9～12小时。

光看睡眠时间不够，还要重点看看孩子的睡眠质量，怎么判断孩子的睡眠质量好不好呢？家长可以根据以下问题来判断：

①	孩子晚上上床后，30 分钟内可以入睡吗？
②	孩子是否可以一觉睡到天亮，或最多半夜醒来一两次？
③	孩子半夜醒来，是否不用太多外界帮助就能重新进入梦乡？
④	孩子早上醒来，是否能乖乖起床，不赖床？
⑤	孩子白天活动时，是否精神饱满，不打瞌睡？

孩子是个"睡渣"，究竟为什么？

睡不好会对孩子生长发育造成影响。如果孩子的睡眠时间跟睡眠质量都不达标，应该怎么办呢？我们先来看看引起小儿不寐的原因：

① 喂养不当、吃撑积食

胃不和，卧不宁。影响孩子睡眠最常见的因素就是积食。孩子"脾常不足"，如果喂养不当，就很容易会积食。加上如今天的天气比较潮湿，湿邪困脾，会导致脾胃运化无力，孩子就更容易积食了。

孩子出现积食，晚上睡觉时，可能就会睡不安稳，出现哭闹、翻来覆去、大汗、磨牙、趴睡等症状。对于这种情况引起的睡眠不好，解决的方法就是消食导滞。

这也是为什么，我总是叮嘱家长们，每天花10秒钟检查孩子的舌苔、口气、大便。说到底，孩子是否健康，是否长得高，都要靠脾胃"发力"。脾胃的健运不仅仅关乎消化，更会影响孩子的睡眠。

② 受季节影响，肝火扰心

"春气通肝，肝主春令"，天气越暖，我们的肝气就会越旺盛，孩子对天气的变化更为敏感。如果孩子肝阳亢盛，但肝中阴血不足，无法收敛阳气，飘散于外的阳气难入于阴，神魂不安，晚上自然睡得不太好。

肝火没有及时疏泄，除了睡不安稳，孩子还可能出现一系列"热气"表现。"肝藏血，开窍于目"，孩子会很容易长麦粒肿、口疮，还会出现大便偏干、小便偏黄赤等症状。

对于这种情况引起的睡眠不安，解决的方法是为孩子疏泄肝气，使肝气调达。日常的时候，可以多吃一些疏肝理气的食物，莲藕、枸杞、白萝卜、西红柿、草莓、山药、扁豆、青椒、西兰花、芦笋等都是不错的选择。

除此之外，还可以服用一些疏肝宁心的食疗方，这里给大家推荐一道莲子糯米羹。

推荐食疗方·莲子糯米羹

材料： 去心莲子10克，糯米30克，白糖5克。

做法： 锅中加适量水，烧开后放入莲子、糯米，小火煮60分钟至粥水软烂，加少许白糖即可晾温饮服。

功效： 疏肝除烦，宁心安神。

适用年龄： 2岁以上孩子，对证、少量多次分服。蚕豆病可服。

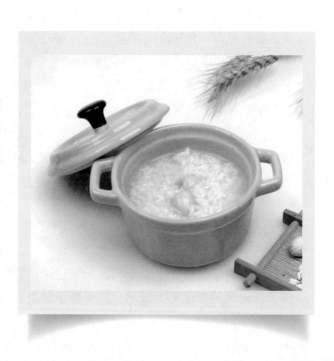

自制睡眠香囊，让孩子一夜安睡

除了食疗方，有些家长还会用到一些精油来为孩子助眠。如果精油的浓度过高，味道也比较强烈，而孩子的嗅觉功能是比较敏感的，长期使用精油可能会对鼻腔造成一定的损害。比起精油，更推荐家长们通过自制香囊的方法来为孩子助眠，味道不会过于浓烈，更适合孩子使用。

推荐外用方·安眠香囊

材料： 玫瑰花20克，合欢花20克，薰衣草20克，石菖蒲15克，甘松15克，木香15克，白豆蔻8克，陈皮10克，冰片3克。

做法： 将上述药物用打粉机处理成药物粉末，均匀混合；将药粉装进无纺布袋子或者棉布袋内，密封保存。

功效： 宁心安眠。适用于睡眠差、多梦、脾气大的孩子。

适用年龄： 全年龄适合。孕妇和蚕豆病的孩子不可用。

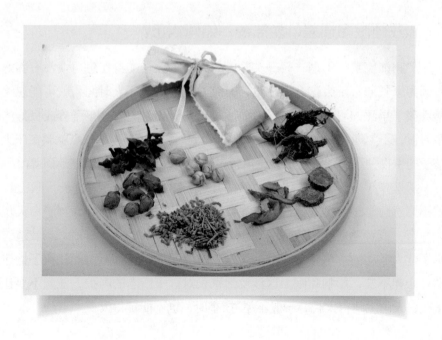

做好香囊后，就可以每晚睡觉前，将香囊放在距孩子头部30厘米处，如果担心味道太浓，则可以放在床头柜上，让孩子嗅着香味入睡。白天不用的时候，要将香囊放在密封袋或密封罐内保存，防止味道挥发。

此外，我们还可以根据孩子的身体情况，在香囊中添加一些别的芳香药材，使其具有更多的功效：

孩子脾虚、易积食：加10克苍术，10克草豆蔻。
孩子脾气暴躁：加10克菊花。
为孩子预防感冒：加5克藿香，5克丁香。

总的来说，要提高孩子春季的睡眠质量，就要注意清肝火、预防积食。切记，当孩子突然出现入睡困难、睡不安稳、翻来覆去、夜啼、趴睡、磨牙等症状，90%都与消化不好有关。

还有一个助眠关键点：睡前1～2个小时不要让孩子吃东西，1岁以后要把夜奶戒掉，保证孩子在睡眠时间内，脾胃得到休息。

孩子睡眠习惯差、爱熬夜，如何纠正？

"睡渣宝宝"不是一朝一夕养成的，很多孩子本身作息习惯没有养好，是因为家长通常不会这么早睡觉，有时为了迁就成年人时间，就可能忽略了培养孩子早睡的习惯。这时，想要通过一两天的时间就让孩子养成良好的睡眠习惯，不太现实。强硬地让平时晚上11点睡觉的孩子晚上9点就躺在床上，孩子的生物钟还没调整过来，肯定会焦躁烦闷，在床上滚来滚去睡不着。

那些中午一睡就是三四个小时的孩子，白天睡眠时间过长，晚上自然就不愿意睡觉了。这种情况，首先要调整午睡的时长。此外，孩子白天玩得太兴奋，或者睡前受到较强的刺激，比如白天打针感受到疼痛、亲戚造访、听了让人激动的故事等，或受到了家长的严厉责备，都有可能让孩子情绪波动，心神不安，影响睡眠。这涉及到家长对孩子情志的呵护，注意不要让孩子在白天睡觉睡得太长，一般不超过2小时，也不能玩得太疯。

　　如何纠正"睡渣宝宝"的睡眠习惯呢？必须循序渐进地来。如果孩子一直没有养成早睡习惯，甚至作息混乱，家长应该进行渐进式调整。比如孩子平时晚上11点才睡，那么就慢慢调到晚上10点半、10点、9点，让孩子慢慢养成好的作息。

　　尤其孩子学校放假，很多家长会想着让孩子放松一下，晚上多玩一会，第二天白天多补觉就好了，而且少了幼儿园教师的督管，生物钟多少会"拨乱重调"。其实，这样不仅会影响孩子夜晚生长激素的分泌，更会打乱孩子的睡眠生物钟。等到了开学，再培养好睡眠习惯，又要花费一番工夫。体质较弱的孩子一旦突然改变生活作息习惯，很容易导致消化系统敏感易积，或外感六淫之邪。如能维系之前的生活作息状态，尽量不要多改变。所以，哪怕放假在家，孩子也要尽量保持和上学时几乎一样的睡眠习惯。

　　此外，孩子睡觉，家长也要全力配合，要给孩子提供一个安静、稳定的睡眠环境。可以在卧室安装遮光窗帘，保持卧室通风。另外，在孩子睡觉时家长也不要在客厅看电视或者在一旁玩手机，避免孩子"心野"。如果有睡前讲故事的习惯，也要选择一些温馨的故事。

第**3**节 🍀

让孩子正确睡午觉，过多或不睡都不好

"我们家孩子一放假，都不睡中午觉的。总被幼儿园教师批评。"身边很多家长这样说，与此同时的苦恼是，孩子就是不肯睡：每天中午都特别精神、特别能闹，中午不睡觉，晚上不瞌睡，过了睡点玩具、电视遥控器还不撒手。又或者是，孩子一过下午四五点就开始精神不好、打瞌睡，宁肯强撑着，就是不愿意小睡片刻。

孩子晚上睡不好，容易影响身高发育。那么，孩子不愿意睡午觉，又会对身体带来哪些影响呢？

孩子该不该睡午觉？

午觉的好处有很多，我们的老祖宗很重视午觉这件事："每日时至午，阳气渐消，少息所以养阳。"意思是说：中午是外界阴阳交替的时节，阳气午时之后开始逐渐衰落，与此同时阴气渐长，人在这段时间最好能小憩养阳。

有的孩子确实身体健康、精力旺盛，在家、在幼儿园都不喜睡午觉，而且一整天都活蹦乱跳、精神气足，注意力集中，反应快，这种情况不必勉强孩子睡午觉。呵斥、强迫没有午觉习惯的孩子睡午觉，甚至强迫他们睁着眼在床上躺足2小时，对孩子的情志反而不好。其实中午有大约20～30分钟的时间"闭目养神"也是很不错的。

即便如此，午休时也要引导不睡午觉的孩子少跑跳、避免做剧烈的游戏或运动，尽量进行一些安静的、舒缓的活动，避免外泄阳气。此外，夜晚上床睡觉时间可以提前半小时，延长夜间睡眠时间，让孩子每天睡足必要的睡眠休息时间，就不担心睡眠影响生长发育了。

中午不睡下午瞌睡的话，给孩子营造午觉氛围

有的孩子平时有午觉习惯，但放假后就不愿意睡午觉了，下午总是精

神不太好、犯困打瞌睡，这种情况往往是家中午睡氛围不足导致的。玩到一半，午睡时间到了，孩子哪肯放下手头的玩具、看到一半的动画片乖乖睡觉？这也提醒家长2点：

① **午睡前不要做刺激神经兴奋的事**

剧烈运动、跑跳玩耍、看动画片等活动，会让孩子情绪高涨和过度兴奋，阳盛不得入于阴，很难进入午休状态。

② **孩子午睡有困意，饭点要准时**

假期午饭时间晚，会让孩子错过午睡时间。刚吃完饭后，脾胃工作繁忙，全身血液正为消化供血，心脏、大脑等供血不足，此时午睡后会更加疲劳。建议饭后30分钟后再午睡，这意味着家长要给孩子准点喂食午餐。

除此之外，想让孩子午睡香，以下3点很关键：

① **营造氛围**

拉下窗帘、避免噪声。家长最好和孩子一起午休，避免过多走动影响孩子。

② **午睡时间**

午睡时间：上午11点至下午1点，是一天中阳气最盛的时候，适合小憩，此时养阳滋阴最好。

③ 午睡时长

小憩0.5～1小时足矣；小宝宝可以睡1个半小时，不要超过2个小时。每天固定睡眠的时间、时长，最有助于孩子培养午睡习惯。

从兴奋到安眠，揉揉孩子的前囟门

刚才说，建议家长和孩子一起午睡，在入睡之前，有一个简单的小儿推拿动作可以帮助孩子从兴奋、难入睡到安眠——揉前囟门。

这是一个能定惊、安神、祛风的保健小儿推拿手法。唐代孙思邈《备急千金要方》记载："小儿虽无病，早起常以膏摩囟上及手足心，甚辟寒风。"它还能帮孩子安睡午觉，用手指轻轻揉揉孩子前囟门，50～100次，注意力度轻柔，不要用力按压。

小宝宝囟门未闭合时，有家长担心不知轻重，不敢揉囟门，可以用手掌心轻轻地放在宝宝头顶部，同一方向划圈（顺时针和逆时针各2分钟）抚触，或在囟门边缘轻揉。

一个医案：不爱睡觉，还和心火旺有关

曾有个孩子来面诊，我发现孩子睡不安稳、口舌生疮、口干舌燥、唇舌颜色红、舌苔黄……其中还有不爱睡午觉、精力过于旺盛、脾气躁、注意力难集中等问题。我一看就知道，这又是一个"火娃"，而且这个孩子"心火"很旺盛。午时正是心经运行的时间段。孩子心火旺，睡眠容易受到影响，整个人"毛躁毛躁"的，静不下来。

有的家长会这样想：既然孩子无法用午睡补阳，就多吃些温燥的食物补阳吧。孩子健康的情况下，适量食用偏温的食物是可取的。但发现孩子已经有了明显的热证表现，再吃温燥的食物，心火只会烧得更旺。

建议给有类似表现的孩子降火安神、消积热，以下2个食疗方对证适合。别忘了，孩子舌苔黄厚的积热表现也要对证处理，调整饮食的同时，可以服用3天左右的四磨汤口服液。

推荐食疗方·消积宁心粥

材料： 布渣叶10克，白扁豆10克，山楂3克，去心莲子8克，山药10克，芡实8克，南杏仁8克，粳米50克，白糖适量。

做法： 芡实、白扁豆提前用清水浸泡 3小时，所有材料加水，煮沸后转小火煮30分钟，去渣，放入粳米，小火熬煮至米粥软烂即可，服食时加适量白糖。

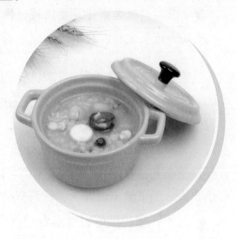

功效： 消积健脾，宁心安神，调护心脾肺。还兼调理因积滞火旺导致的咳嗽症。

适用年龄： 2岁以上孩子，对证、少量多次分服。蚕豆病可服。视情况连服3天。

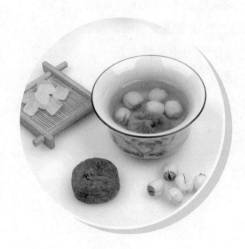

推荐食疗方·清心无花饮

材料： 干无花果1个，去心莲子8克，冰糖适量。

做法： 将莲子与无花果放入锅中，加一碗水，小火慢炖1小时后加冰糖调味即可；每周1~2次。

功效： 清心润肺，宁心安神。

适用年龄： 2岁以上孩子，对证、少量多次分服。蚕豆病可服。

第4节

用小儿推拿手法增进亲子感情、生阳助长

为孩子学习了一些助长方法，一些家长们免不了感叹：给孩子助长，看似简单，抓住"脾胃"一个关键点，但实际上喂养、进补的方法有诸多限制，做起来还是要比较谨慎的。尤其是对于低龄的婴幼儿宝宝，想要促进生长发育，这不能吃、那不能做，做家长的只能干着急。

之所以很多助长方法有限制，正是怕焦虑的父母病急乱投医，反而揠苗助长了。是否能用补法，由孩子的身体状况说了算，低龄宝宝用大孩子的补方，好比小朋友穿了成年人的衣服，总归是不适合的。

有没有孩子们，尤其是低龄宝宝们普遍适合的助长方法？有，就是下面要讲的小儿推拿。7岁前的孩子都可以用小儿推拿进行保健调理。有的家长对小儿推拿的了解不够深入，觉得无效或外界宣传效果过于夸大。

其实，家长做好日常衣食住行、情志、医疗相关的调补，只要把手法和穴位学准确了，小儿推拿就能在此基础上施展出事半功倍的效果。需要注意的是，只做小儿推拿，而疏忽日常养护，其实是起不到太大作用的。比如，孩子感冒发烧，只用小儿推拿而不对证服药，肯定是不妥当的。

我之所以推荐家长们多学小儿推拿，也是因为小儿推拿是一个增进亲子关系的好方法。接下来我们就来一起学一些简单好学的助长推拿法，同时还能呵护孩子情志，一举两得。

推拿前，这些事情家长要注意

首先是推拿的时机：

①	白天和睡前都适合做小儿推拿，但不建议孩子入睡后进行，会影响孩子的睡眠质量；且睡时孩子的脏腑处于休眠状态，效果也没有孩子醒时好。
②	孩子饥饿、过饱、过于兴奋、大哭大闹时，不建议做小儿推拿。
③	孩子皮肤有破损、出皮疹、皮下出血等，不做推拿。

其次是推拿手法，有的孩子因为不适而抗拒小儿推拿，家长要注意，小儿推拿的力度要轻快柔和、平稳着实，不能太用力。

助长的小儿推拿，以健脾、补肾、疏肝为主

前面我们也有了解，想要孩子长高，重点关注"先天之本"的肾水，"后天之本"的脾土，还有与肾同源、时时刻刻影响脾功能的肝木。

肾主骨：肾主藏精，在体合骨，生髓。孩子的生长发育，都取决于肾气和肾精的盛衰。

肝主筋：肝主疏泄、藏血，在体合筋。筋是连接骨和肉的部分，在关节运动中有重要的作用，肝在其中的疏通协调作用至关重要。

脾主肌肉和四肢：脾主运化，主四肢，在体合肉。四肢、骨骼与肌肉的生长发育，与脾胃功能的强弱有直接关系。脾为"后天之本"，气血生化之源，气血充足则肾精充足，肾精充足则骨髓充足，骨骼壮健。

肝气旺盛的时候，肝木克脾土，肝气过于亢盛就会影响到脾。而肝肾同源，孩子肝木的生发需要肾水之精的滋养，只有阳气充足、肾水之精充盈，孩子的肝木才能生发旺盛。孩子想要长高，就要调理好肾、脾、肝。

给孩子补肾生阳，从脊柱保健做起

脊柱是督脉之所在，主一身阳气，两侧分布着所有的背俞穴，皆为五脏

六腑经气灌注之处。在脊柱一线上进行小儿推拿，能够激发督脉阳气，生阳助长。

孩子天生体质大多偏虚寒，有些先天禀赋稍弱的孩子，精气神会更差一些。日常的表现就是孩子比较难养，经常让做家长的操碎了心。如身高体重不达标，经常咳嗽、上呼吸道感染，稍微吃多点就积食等等。

这种情况下，家长往往想给孩子补，却不知如何补，担心虚不受补，甚至找不到补益的时机。其实，食补只是中医调补中的方法之一。如果孩子稍微一吃多就积食，稍微一补就"热气上火"、受不住，我们还有更多方法可以给孩子调补身体。有两个手法可以先学起来：给孩子上捏脊、摇脊柱。

这2个方法都是升阳的，做的时候最好选择白天、阳气生发之时，效果更显著。注意，孩子有热的时候不建议上捏脊、摇脊柱，容易加重"热气上火"的症状，还可能加重原本因燥热而引起的便秘。

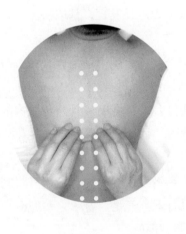

上捏脊

上捏脊是从孩子的尾骨尖（长强穴）捏到大椎穴，能调动一身的阳气，起到健脾补肾的功效，还能增强孩子抗病能力，是非常经典的保健小儿推拿手法。

手法：孩子趴卧，家长大拇指在下，食指在上，抵住背部之督脉及膀胱经，双指协调配合，捏住背部皮肤层，自下往上做翻滚推捏至大椎穴，在第三遍时做三捏一提的动作。每次捏5遍，不宜过多过补，隔1~2天1次，或连继3天停4天。

摇脊柱

摇脊柱其实和横擦腰骶部类似，横擦腰骶部主要是快速擦热孩子的肾俞穴、命门穴。而摇脊柱摇晃的动作幅度会更大一些，但动作相对缓慢些。

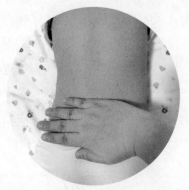

双手扶住孩子的后背，轻轻摇晃的时候，能很好地放松脊柱，通畅全身气血，激发阳气，对长高有益处。

孩子如果喜欢跷腿，坐姿、站姿歪歪斜斜，脊柱轻微侧弯等，可以通过摇脊柱来缓解，改善腰肌和脊柱的活动功能。

手法：孩子安静趴卧不动，家长站立，一手固定孩子肩部，一手掌心放在屁股尾骨处发力，左右轻轻摇晃，动作不用太急太快。每次摇3分钟，隔1~2天1次。

孩子不适应小儿推拿，先从手足动作开始健脾助长

每个孩子的适应能力不同，有的孩子很喜欢小儿推拿，觉得很舒服；而有的孩子刚开始不习惯家长触碰，会表现得比较抗拒。相对于其他部位，作用于手部、足部的小儿推拿手法操作相对常规，孩子更能接受。

家长和孩子刚接触小儿推拿时，可以先从手部、足部的手法开始，手法数量、次数从少到多，逐渐习惯后，再尝试更多小儿推拿手法。此外，做小儿推拿时，家长可以和孩子聊天、讲故事，或用玩具、小游戏吸引孩子注意力，找到适合孩子的方法。注意：补肾经的手法顺逆皆可，建议遵循"向心为补"的补法原则。

能够帮孩子助长的手脚部小儿推拿包括：

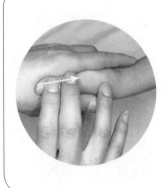

补脾经：100 ~ 300 下

补脾经能健脾胃、补气血，常用于脾胃虚弱、气血不足而引起的食欲不振、肌肉消瘦、精神萎靡、消化不良等证。

位置： 位于拇指桡侧缘，或在拇指螺纹面。

操作： 循拇指桡侧缘，由指尖向指根方向直推。

功效： 健脾胃，补气血。

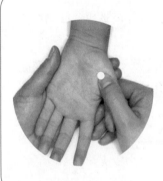

揉板门：100 ~ 300 下

揉板门能帮助消化，有益于恢复脾胃运化，同时改善食欲不佳、打嗝、嗳气等症状。

位置： 在手掌大鱼际的平面。

操作： 用拇指揉大鱼际平面中点，以清法为主，顺时针揉按。

功效： 健和胃，消食止吐。

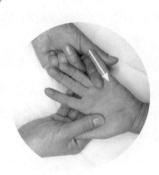

补肾经：100 ~ 300 下

补肾经具有壮命门之火、补肾益脑、温养下元的作用，主治先天不足、久病体虚、肾虚腹泻、遗尿、虚喘、膀胱蕴热、小便淋沥刺痛等证。

位置： 在小指末节螺纹面。

操作： 从小指掌面指尖推向指根，反之亦然。

功效： 滋肾壮阳，固涩下元。

按揉二人上马穴：3分钟

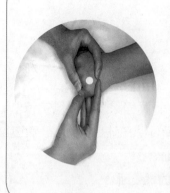

二人上马穴是补肾养阴要穴，可调理阴虚内热、心肾不交之证，且偏温补为主，兼顺气散结，利水通淋之效。

位置： 在手背，无名指、小指指掌关节后方的凹陷中。

操作： 用拇指端按揉。

功效： 补肾滋阴。

按揉足三里：3分钟

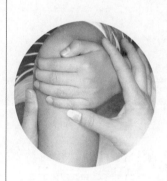

足三里是"足阳明胃经"的主要穴位之一。按揉足三里可以起到调节机体免疫力、调理脾胃、补中益气、通经活络、助运化湿的作用。

位置： 在外膝眼下3寸（孩子4个横指的宽度），离胫骨前缘一横指处。

操作： 用拇指或食指按揉。

功效： 健脾和胃，补中益气。

按揉涌泉穴：3分钟

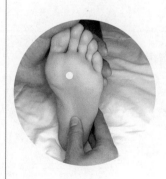

涌泉穴是足少阴肾经的起始经穴，揉按该穴有泄热宁神，聪耳明目之功，主治发热、呕吐、腹泻、五心烦热、头痛、目赤肿痛等证。

位置： 在足底部，位于足底前1/3和后2/3的交点处。

操作： 以拇指指腹着力，向足趾方向做直推法或旋推法。

功效： 引火归元，滋阴降火。

春夏时节容易肝火过盛，建议在调理的时候加上：

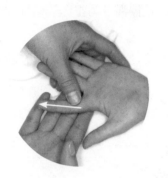

清肝经：100 下

清肝经有平肝泻火、解郁除烦、熄风镇惊之效，可用于缓解小儿夜惊、烦急、目赤、口苦、咽干等证。

位置： 在食指末节的螺纹面。

操作： 用推法，从掌面食指末节推向指尖。

功效： 平肝泻火，息风止痉。

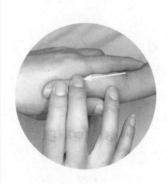

清胃经：200 下

清胃经具有清热化湿、泻胃火、和胃降逆、除烦止渴等作用，日常孩子消化不良时，就可用清脾经、清胃经手法。

位置： 从大鱼际桡侧边白肉际掌根至拇指根部。

操作： 用食指、中指螺纹面或拇指螺纹面，从掌根推至拇指根部。

功效： 和胃降逆。

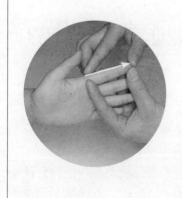

清大肠经：200下

清大肠经有清利肠腑、除湿热、导积滞作用，可以缓解孩子湿热、积食、身热腹痛、大便秘结等证。

位置： 在食指桡侧缘，自指尖向虎口连成的一条直线上。

操作： 从虎口直推向食指尖。

功效： 清利肠腑，导积滞，除湿热。

以上小儿推拿手法每周做2~3次。

刚开始接触小儿推拿时，有的家长害怕自己认不准穴位。我的建议是，多看图片、视频学习，有条件的情况下，可以去正规医院、中医馆向医师请教学习认穴。有的家长问能不能去小儿推拿馆给孩子长期小儿推拿，其实，家长最好亲自学、亲自给孩子推拿，因助长手法是需要长期执行的，不是推几天、几周就能达到目的。

首先，要考虑这些私人推拿馆的资质问题。其次，初接触小儿推拿的孩子，比起陌生人，会相对更乐意接受家人触碰。请家长记住，自己就是孩子最好的家庭医生，像小儿推拿这种需要长期进行的调补手法，最好亲自上阵。

还有一点需要注意，这些偏补法的小儿推拿手法，和补益食疗方一样，孩子消化好、身体健康时适合。如果孩子有积食，更适合清脾经、清胃经、摩腹等，孩子外感发热，也有相应的辅助手法。

第⑤节

运动助长第一站：婴儿被动操能让宝宝长个吗？

有大量切实可信的研究证明，运动对儿童的生长发育有益处。孩子从何时开始运动比较好？先天禀赋良好的宝宝，满月后就可以在爸爸妈妈的带领下活动手脚啦！儿保科医生也会建议家长们给宝宝做婴儿被动操。

婴儿被动操适合1～3月龄宝宝。一整套完整的婴儿被动操，能充分活动宝宝的肢体关节，一定程度上促进宝宝骨骼和肌肉的发育，是锻炼宝宝体格的重要方式，同时也能提高宝宝对外界环境的适应性。更重要的是，宝宝刚刚来到人世间，还不太熟悉自己一个人生活，往往非常依恋妈妈的触感和气味。婴儿抚触和被动操，恰恰是可以给宝宝带来安全感的亲子活动。

不少家长惊喜地发现，宝宝会在做操时对着妈妈咧嘴笑，随着被动操的动作有所回应，这是宝宝开心的最直接表现，也是宝宝和爸爸妈妈之间独特的互动、交流。那么，婴儿被动操应该怎么做？有哪些注意事项需要家长留心呢？

给宝宝做操前，这些事项需提前注意

做婴儿被动操时，需要帮宝宝转体、翻身。因此，最好是在喂奶前1小时，或喂奶后1小时进行，避免宝宝溢奶、呕吐，且选择宝宝情绪平和、稳定、健康、比较精神的时候。

室内温度也有一定要求，保持在26℃左右是最适宜的，不要有风直吹到宝宝。宝宝若是在秋冬季节出生，做婴儿被动操时，家长记得要先把双手捂暖，摘掉手上的饰品。

总结，尽量减少不舒适的外界环境刺激，让宝宝享受被动操时间。我们给宝宝做婴儿被动操，不是为了做而做，而是要营造一段温馨的亲子交流时光。因此，在做被动操期间，爸爸妈妈可以和宝宝轻声说话，保持亲昵的眼神交流，每节操之前告诉宝宝下面做什么动作，一边做动作，一边轻声数节拍：1234，2234，3234，4234。如果配有节奏舒缓的音乐，能让宝宝更放松。

小贴示

　　如果宝宝在做被动操期间，表现得很抗拒，哭闹、不愿意继续，千万不要勉强，应该立即停止，寻机再尝试。

婴儿被动操怎么做？立即学起来！

第一节，上肢运动

　　宝宝仰卧，家长面对宝宝，双手分别握住宝宝双手，拇指放在宝宝手心，让宝宝握住。

① 双上肢分别同步左右张开，之后两臂在胸前交叉，做2个8拍。

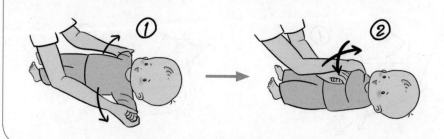

② 先向上弯曲左臂肘关节，还原后，再向上弯曲右臂肘关节，还原，左右交替轮换，做2个8拍。

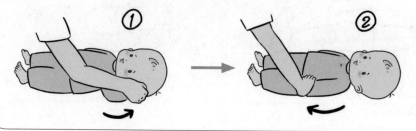

③ 握住宝宝左手由内向外做圆形旋转肩关节动作，之后握住右手做与左手相同的动作，做2个8拍。注意手臂回旋时，要以肩关节为轴心，动作不要太大。

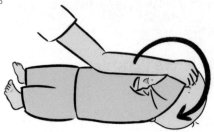

④ 宝宝双手向外展平后，至胸前做交叉动作，再双手向上举过头，掌心向上，最后还原，做2个8拍。

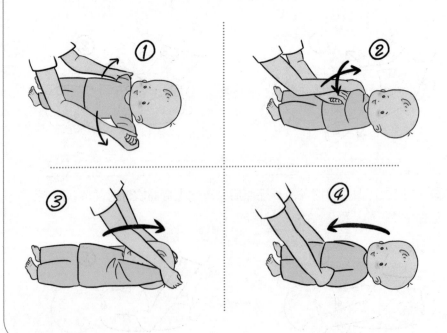

第二节，下肢运动

宝宝仰卧，家长面对宝宝，主要针对宝宝下肢做操。

① 家长左手握住脚踝，右手握住脚掌，拇指放在脚掌靠近脚趾的位置，先向上屈左侧踝关节，再向下伸左侧踝关节；另一只脚做一样的动作，各做一个8拍。

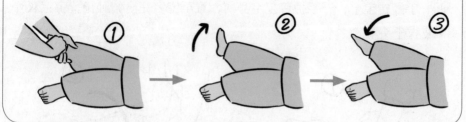

② 家长双手握住宝宝2个小腿，交替伸展膝关节，做踏车样动作，做2个8拍。做时一定要注意力度，不要硬掰，有的宝宝会因为疼痛而啼哭，就是动作太大、太急了。

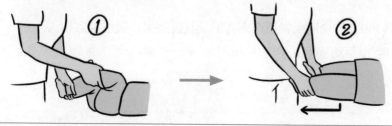

③ 宝宝双腿伸直平放，家长双手掌心向下，握住宝宝两膝关节，将两肢伸直上举90°后，再慢慢还原。

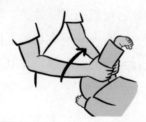

第三节，仰卧抬头

宝宝仰卧，家长先把宝宝的双手护在宝宝胸前，一手扶宝宝身前，一手垫在宝宝头颈部后面。

① 以宝宝的股关节为轴心转动，缓慢地帮助宝宝从仰卧转为俯卧，期间一手翻转宝宝，一手护着宝宝身前，直至宝宝完全俯卧稳，宝宝双手支撑于头下。

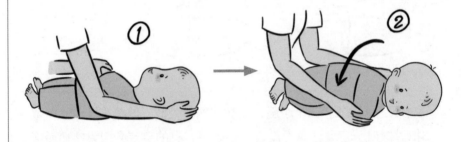

② 可以和宝宝说话或者用有声音的玩具逗宝宝，吸引宝宝抬头。
③ 再缓慢帮助宝宝从俯卧转为仰卧。每一个翻身动作为4拍，共做2个8拍。

小贴示

做被动操时，一定要缓慢，让宝宝有充足的时间去接受和做出反应，这样才能收到预期的运动效果。力度也一定要柔和缓慢，而且，宝宝此时头颈肌肉缺乏充足的支撑力，家长抱起的时候需要将一个手掌托着宝宝的头颈部，尤其是第三节的"仰卧抬头"操更应注意保护好婴儿颈部。

第**6**节 ❀

运动生阳助长，孩子运动前要做哪些准备？

在孩子成长的过程中，跟营养、睡眠一样重要的，就是运动。孩子是"纯阳"，指的就是他们生机勃勃、活力四射。我们经常看孩子都是不肯好好走路的，走两步就跑起来，跳跃起来，经常是跳动的状态，就是因为他们这种阳气生发，无时无刻不在向上向外散发活力的特点。运动，在这个阶段，不仅是一种锻炼，更是一种孩子们自身发育的需求。

国内首部《学龄前儿童（3～6岁）运动指南（专家共识版）》意见提出：学龄前儿童每天应进行至少2小时户外活动，全天内身体活动时间应达到3小时以上，活动形式包括日常活动、游戏玩耍、体育运动等。

很多家长知道运动是促进孩子们生长发育很重要的方式，带孩子多运动有好处，但是，让孩子做什么运动？什么时候做？做完运动应该做什么？很多爸爸妈妈其实也是稀里糊涂的。今天我们就从运动的好处、运动前的基本准备聊起。

运动对孩子有哪些好处？

现代医学是非常重视运动的，认为运动能够帮助孩子提升抵抗力：

①	改善身体成分，预防肥胖。
②	提高心肺耐力。
③	促进心血管和代谢健康，预防心血管疾病风险。
④	促进肌肉骨骼健康。

中医讲，食补不如动补，可见中医对于运动也是同样的重视。动为阳，静为阴，运动可以激发孩子身体阳气，阳气具有温煦、防御、推动的作用，也就是说，运动可以让孩子身体更暖、体质更好、生长发育更快，提升孩子阳气。

温煦功能最直接的表现就是孩子冬季不会手冷脚冷。即便手脚外露，回到屋里也很快会暖起来。晚上睡觉，不用盖得很严实，手脚也是温暖的。手脚暖，说明孩子的脏腑得到温阳，不会内生阴寒，自然孩子生病的机会也就会少很多。

防御功能也就是卫气强，抵挡外邪的能力强了。我们通常说肺卫，卫气跟肺息息相关。运动的过程不仅对五脏，如深呼吸和流汗、排气对肺的锻炼是最直接的，肺和其他脏腑得到锻炼，孩子的体质也就有所改善。

推动作用最直接的表现就是孩子的食欲、睡眠都会变好，新陈代谢被推动。新陈代谢被推动了，孩子的生长发育也就得到了促进。

此外，我很看重的一点，就是运动对孩子情志的疏调和安抚。很多人说孩子没有七情六欲，从这么多年的临床上看，我觉得是有的，而且孩子要敏感得多，尤其是婴幼儿阶段。情志上的影响很快会反映在身体健康上。所以孩子的情志也要得到疏泄和及时的安抚。

伤害孩子情志的很大一个来源是父母或身边的成年人。比如春季，肝火盛，很多家长是比较难控制住自己情绪的，孩子烦人，老要看电视看手机，说不听，很多家长自己控制不住就会吼起来。吼多了吼重了，孩子的情绪就会有影响。这时候除了安抚外，适当给孩子做一些运动就能很好地疏解。运动会增加深呼吸的机会，本身就能缓解紧张、焦虑、不安等情绪，更有助于排出因抑郁、忧愁、生气、怨恨、烦恼等不良情绪所导致的痰浊、水饮、血瘀等的留滞。这一方面的帮助，是很多家长忽视的。

带孩子运动前要注意什么?

① 孩子的精神状态

不要在孩子精神状态低落的时候强加运动。孩子精神不好,最怕的就是要生病。就算没有发现原因,孩子精神不好,尽量还是先休息,不要强制让孩子做体育锻炼。儿童体质是很敏感的,这个时候可能是处于要生病的边缘,本身抵抗外邪的能力是弱的,那就要安抚孩子的情绪,多喝水,多休息。

② 重视环境和气候

空气质量差的时候,室内活动优于户外活动;有和煦的阳光的时候,户外活动优于户内活动。比如像南方天气,常有阴阴冷冷的,雾霾很重、风很大、雨后刚晴时、太阳暴晒时,就要少让孩子在户外活动;如果温柔阳光出来了,就可以让孩子多出来晒晒明媚的阳光。公路边、工厂边等废气明显多的地方,不适合孩子运动。不要让孩子沿着公路长跑,成年人其实也要注意,很多人长跑跑成了肺癌,就是没有重视环境的选择。

第❼节 ❀

想靠运动助长，给孩子选对适龄、应季运动

生命在于运动，这句话真是既朴实，又真挚。家长就不该总把孩子拘在家里，无风晴朗日，最适合带孩子到楼下跑跳，去公园走走，感受人与自然的互动，接接地气。我很看重运动对孩子情志的安抚。运动不仅能增加呼吸的频率，气血的畅行，还能缓解紧张、焦虑等负面情绪。

除此之外，相信不少家长最关注一点：运动如何帮孩子助长？

运动能够让身体生发阳气，孩子的生机也能在欢乐的跑跳中蓬勃发展；阳气足，孩子就能长得好。前面也说过，孩子的身高既受遗传因素影响，也受后天养护因素影响。曾经有位家长很苦恼地问我："我们很重视孩子运动，怎么孩子还是偏矮？"

我回答她："你看，孩子脸色红润，活泼机灵，平时脾胃消化也不错，身上的肉也很结实，还很少生病。这就是运动带来的成果呀，应该高兴才对！而且孩子的生长发育黄金期还长着呢，不少孩子前期基础打得好，虽然个头暂时没见优势，但也会'厚积薄发'！"

前面我们也学到，孩子一年四季身高的增长速度会因为季节特点而时快时慢，并非匀速长高。所以，孩子要顺时而养，自然，孩子的运动也要顺应自然的变化，也最好"顺时而动"。

顺时而动，一年四季怎样安排运动最好？

① 春季适合户外运动

春主生，窗外的世界一片生机盎然，最适合带孩子进行室外运动，达到阳气生发的目的。

② 夏季注意补水

夏季天气热，烈日当空的时候，就不要带孩子去室外运动了。而且，夏季运动有一个缺点，出汗大。尤其要记得少量多次补充水分，不要短时间内快速大量补水，更不能补充冰冻饮品。

③ 秋季注意收敛、不要剧烈运动

从秋季开始，孩子就要顺应秋季收敛的特性，最适合选择轻松、平缓、不过激的运动。初秋应清润，中晚秋应温润。

④ 冬季更建议室内养藏阳气

冬季适合养藏，不适合大量运动，尤其是不主张到寒冷的户外进行运动。运动要遵循"勿扰乎阳"的原则，身体微微发热即可。

不同年龄运动量不同，选错了容易出大事

现在越来越多的家长开始重视孩子的素质教育，会带很小的孩子去上兴趣班。值得一提的是跆拳道班和舞蹈班，这两种类型的兴趣班有个共同特点：要拉筋压腿。培训人员会说："孩子骨头软，这个年龄最适合打好基本功。"我很不赞同这个观点，因孩子运动的目的是锻炼身体，提升免疫力，并不是成为职业的运动员和舞蹈家。正因为孩子骨骼经络未能完全发育完全，在训练时才更容易出现软组织受损、骨骼错位等意外。

如何给孩子选择最适合的运动呢？

0 ~ 1 岁：从被动到主动

被动运动为主，比如抚触、婴儿操、排气操等；等孩子稍微大一些，可以有意识让宝宝做抬头、翻身、爬行、按照音乐节拍跳跃等动作。

无风、晴朗有太阳时，还可以每天到户外晒10～20分钟太阳。

1～2岁：从爬到走关键期

这个年龄段最关键是训练孩子直立自主行走、跑跳的能力，无论室内还是室外，家长可以弯腰张开双手，站在离宝宝两三步左右的距离，引导宝宝小步跑向自己。但应注意不能让宝宝过劳。

2～3岁：散步跑跳最适合

可以跟家人一起散步，到户外适当跑跳。注意，越小的宝宝情志对健康的影响越明显，不要在跑跳过程中过于兴奋。

幼儿三轮车、带把手的平衡车、滑板车等，不建议幼儿玩，这些不仅对孩子的肩部、臀部、腿部肌肉有要求，还有一定平衡性、肢体协调性的要求；过度玩滑板车很可能会导致膝盖受损。这类运动至少也要孩子2岁之后，最好3岁以上才能进行。

3～6岁：在游戏中运动和社交

3岁之后，可以给孩子选择的运动越来越多，游戏型运动是锻炼孩子身体、语言能力、社交能力的好方法。三五个孩子在一起，就可以玩丢手绢、老鹰抓小鸡等经典游戏。

6～10岁：培养兴趣爱好为主

学龄后的孩子，身体机能日趋成熟，家长可以放手，让他们自行选择喜欢的运动。首选向上跳跃的运动，如篮球、跳绳、游泳、羽毛球等。跆拳道、舞蹈、武术，专业要求比较高的运动，这个年龄段也适合学习了。

10 岁以上：适度开启力量训练

10岁以前，不建议孩子进行力量训练；10岁之后，可以开始引体向上、俯卧撑、仰卧起坐等。

不论年龄，有慢性疾病、易感的孩子，以及过敏体质的孩子，注意不做需要肺活量很大的运动，运动时候出汗也不宜过多，不要让阳气过多地耗损。

最后总结儿童常见运动的适合年龄，供家长参考

儿童三轮车：2岁以上；

带扶把平衡车：2岁以上，最好3岁开始；

不带扶把平衡车：8岁以上；

带辅助轮自行车：3岁以上；

不带辅助轮自行车：6岁以上；

轮滑：3岁以上；

滑冰：5岁以上；

羽毛球、足球、篮球、乒乓球等：5岁以上，最好6岁开始；

做操：3岁以上；

游泳：6岁以上，7岁前最好选恒温泳池；

亲子游泳：0岁起，选正规游泳馆，每次不超过15分钟；

跆拳道、武术：6岁以上；

力量锻炼：10岁以上。

第 8 节 ❀

摸高、游泳、伸展运动，能让孩子长高

阳气是生命的根本，是孩子长高的最原始动力。简单来说，阳是能量的消耗形式，阴是能量的储存形式，气是能量，而阳气，就是使用能量的能力。打个简单的比喻：我们的生命就像烧水一样，如果阳是炉中火，阴是锅中水，那么阳气就是火烧水所形成的水蒸气，这股水蒸气推动着我们的生命一直往前走。

这也是为何我建议家长们时常带孩子适度运动的原因。动则生阳，运动的过程中能促使体内的阴血转化为阳气，起到养阳气的作用。天气好时，家长可以带孩子到户外运动；阴雨天时，可以让孩子在家里摸高，它既不会过于激烈，又能让孩子上下弹跳，使身体充分运动起来，有一种向上延展的趋势。

很多家长来问我，哪些运动最适合给孩子助长？看，这不就找到了吗？

让摸高成为一种既有趣又有益的家庭运动

摸高是典型的纵向运动。可以在墙壁、门框上固定一个点，又或者在天花板上悬一根绳子，或放一只有挂绳的气球到天花板，让孩子通过助跑、起跳，用手指尖触及目标。这项跳跃的动作更容易刺激身体，促进骨骼的发育，起到舒筋活络的运动效果，有助于长高。

这是一个非常不错的居家小运动。天气不好、无法外出活动的时候，家长可以带着孩子在家里摸高，这项运动不会特别剧烈，也避免了孩子过汗伤津耗气。摸高时，可将左右手各5次分为1组，每天做3～5组，每做1组休息2分钟。这样每天可以让孩子玩10分钟左右，体质差点的孩子运动5分钟，直到身体微微出汗，也是可以的。

单一摸高，孩子可能很快失去兴趣。如果能设置一些小游戏，比如全家一起进行摸高比赛，还能在运动的同时，呵护孩子的情志。

小贴示

别忘了给孩子创造一个安全的室内活动范围。孩子摸高的时候，周围的家具最好移开。

除了摸高，类似具有向上延展性、能让孩子主动跳跃的运动还有跳绳。跳绳是有氧运动的一种，能锻炼孩子的心肺功能，还能锻炼协调力和节奏感。建议在早上10点钟左右跳，每次跳100~200下不等，做3~5组。

如果摸高和跳绳对孩子来说都有些运动量过强，孩子容易累的话，可以带孩子一起从广播体操做起。现在的中小学生在学校每天都有做广播体操的习惯，这对孩子的生长发育是有很大好处的。广播体操能锻炼孩子的四肢协调性、柔韧度，也能舒展筋骨，但又不至于太过激烈，不会出太多汗。家长可以多让孩子做扩胸运动，可以有助于宣发肺气，每次可以做20~30个。

游泳，孩子普遍适合的全身运动

游泳是很难得的全面运动。游泳时，人体的上肢、颈项部、肩背部、腹部以及下肢肌肉都要参与，对于孩子的平衡协调能力、脑力发展都是非常好的锻炼。

中医认为："动则升阳，阳生于火，阴始于水，阳气化水，阴气制火，阴阳平衡，水火乃济，则精力旺盛，百病不生。"就是说，运动能增加人的阳气，阳气生于火，阴气始于水，当阴阳平衡，水火相济的时候，人自然就会精力旺盛和不生病。游泳正是遵循了这一点。

游泳可以帮孩子达到阴阳平衡。游泳运动可以消耗体内多余的热量，排泄多余水分，达到清热除湿的目的。同时，还可以推动人体气血的运行，使得体内阳气滋生，与水本身的阴气恰好相补，达到阴阳平衡、水火相济的状态。

所以，我经常推荐家长让孩子游泳。我最看重游泳的两点好处：

① 舒展筋骨，疏通气血

游泳时，孩子全身都参与，能有效促进全身肌肉的血液循环，快速疏通各经各脉气血。孩子身体有恙，无不与脾胃不和、气血不通、经络不畅有关，游泳可以帮助孩子气血通畅，五脏六腑都会得到强健，孩子生病的机会就会大大减少。

很多体质比较差、反复生病的孩子，甚至是一些过敏性体质的孩子，家长问我什么运动好，我都会推荐游泳。比跑步、打球更好，就是因为游泳不会过于激烈，可以让全身气血通达。

家长也会发现，孩子游完泳回家，晚上会睡得特别好，很快进入深度睡眠，这个时候生长激素分泌旺盛，孩子长得就会更快了。

② 保健脊柱

游泳对孩子脊柱的保健。脊柱为人体一身支柱，脊柱上和脊柱两旁都分布着人体重要的经络和穴位。脊柱为督脉所主，督脉为阳气之海，统督一身之阳气。我们知道孩子阳气健旺，抵抗力就强。

孩子伏案学习、久坐会压抑督脉，也就是压抑了全身的阳气，所以我们经常看到一些经常佝着背、坐姿不好、腰背斜歪的孩子，看起来都特别没精神，就是因为阳气不足，没有活力。舒展了脊柱，对脊柱进行保健刺激，阳气自然就得以健旺和抒发了。

另外，脊柱的健康一定要加强腰背肌肉的力量。许多家长懂得给孩子捏积、擦背，但是孩子自身的腰背肌力量不够，就不能很好地支撑脊柱的伸展。游泳对于脊柱和相关肌肉的锻炼，都是比较全面的。一些大一点的孩子，长期坐姿不正导致脊柱不正，都可以通过游泳来矫正。矫正了脊柱，孩子很多其他健康问题，包括孩子的精气神，马上就会有明显的改善。

哪种天气适合孩子去游泳？

理论上来说，室外温度达到30℃以上，孩子就可以去游泳了。不过，有的家长刚过立夏，室外温度刚刚有点初夏的感觉，就兴致勃勃带孩子去游泳，我则建议再等等。初夏时期，外界环境中的阳气没来得及真正旺盛蓬勃。体质比较虚的孩子在这个时期游泳，哪怕气温适合，也很容易着凉外感。

除此之外，初夏雨季，雨水开始增多，往往会出现持续大范围的强降水。初夏的气温也会因为降雨的原因小幅度下降，稍微一变天就容易感冒的孩子，更不适合在此时游泳。

最好在从端午之后到立秋之前，晴朗无风日，室外温度30℃以上，水温不低于22℃这一段时间，带孩子去游泳，从外界环境考虑，最为稳妥。

但如果孩子一年四季都有坚持游泳的习惯，在春、秋、冬季想要继续游泳也是可以的。但要注意4点：

① 有明显积食的情况下不要去游泳，此时最容易外感。

② 缩短游泳时间，每次游泳时间不超过1小时。

③ 注意保暖，尤其是从泳池上水的时候要及时用大毛巾包裹住孩子。

④ 选择室内的恒温游泳池。

哪些孩子不适合游泳？

① 平时脸色苍白没血色、手脚在大夏天也冰凉、怕冷喜欢喝热饮的体质虚寒明显的孩子，不建议过早地游泳；建议等到孩子大一些，体质明显改善后再尝试。

② 过敏体质、患过敏性鼻炎、鼻窦炎发作期的孩子，暂不宜游泳；若要游泳应做好运动前的热身动作（包括鼻子保健操，我常说的鼻子操——4个1分钟的鼻子保健操）。

③	孩子在积食状态下，舌苔厚腻、口气很大，睡眠、大便都不太正常，暂不宜游泳。
④	生病初愈，抵抗力低下。病愈后 2 周再游。
⑤	有皮疹、痱子、结膜炎，患传染性疾病时，不能去游泳，泳池内消毒水会刺激患处，加重病情，更有安全隐患。

孩子湿气重，可以游泳吗?

当然可以。假如孩子游泳生湿，多因先受了寒，并不是因为泡在水里，皮肤吸收多余水分造成的湿。不当的游泳习惯导致孩子受寒，阳气受损，无法温煦脾阳，脾阳不能很好地运化水湿，才会在体内形成湿气。所以，只要控制好游泳时间，避免着凉，湿气重的孩子也能通过游泳排寒祛湿。

孩子游泳，如何判断是否受寒?

第一次去游泳的时候，主要是"试探"孩子的体质是否适合游泳，家长要多观察：孩子下水后打喷嚏、打冷颤，排除热身运动没做好的原因，还可能是泳池水温过低，孩子身体调节能力较弱，暂无法适应此时去游泳，身体在发出"受寒"的信号，建议上水、及时更衣、保暖，过段时间或等天气更热一点，再来尝试游泳。

一上岸就嘴唇发青、全身发抖、四肢冰凉的孩子，不用我说，家长也立即能判断孩子肯定着凉了，立即更衣保暖，回家用葱白豆豉水、生姜红糖水或感利通沐浴液等驱寒方驱寒。有的孩子刚开始游得浑身发热，一段时间后身体发冷，可能是游泳时间过长，体内阳气暂无那么强盛，水中维持身体温煦的能力稍弱。处理方法依然是及时上岸，下次再去游泳，时间就要适当缩短。

还有家长想让孩子通过游泳补阳气。游了一段时间，孩子反而更易感冒，体质好像更虚弱了，证明运动生成的阳气还不及游泳消耗的阳气。建议选择散步、爬山等运动项目。等孩子年龄大些，再尝试游泳。

天气炎热，游泳当然是个既消暑，又能锻炼孩子全身机能，还能生阳助长的好方法。但给孩子选择保健运动方法，要量力而行，根据孩子的身体状况，选择最适合的才对。

谨记

运动量不是越多越好，运动的强度应该跟孩子饮食消化吸收能力相辅相成，饮食消化好，营养储存足够了，才能有相应的运动量；否则，营养跟不上，运动强度又高，只有消耗，没有储存，身体就会更差。

第9节

过度运动也有大隐患

很多家长看到前面的分析，知道运动对孩子的成长发育很有好处，就本着"比别人领先一步，比别人多做一点"的心态，让孩子过度运动，这其实有着很大的隐患。

过度运动，反而不利于孩子身高增长

我们常常听说"生命在于运动"，就认为运动好，孩子体质偏虚，就更要多带孩子去运动。其实，将运动类比给孩子进补——前面我们也学到，补品虽贵又好，却未必适合孩子。过量的进补对孩子来说，反而弊大于利。同理，孩子过度运动，身体也容易吃不消。

> 从中医角度看"动则生阳"但一直没提到后半句，那就是"（动）也能耗阳"。适量运动可以升发阳气，但过度运动就有可能会导致阳气过度发散，耗伤阳气。《素问·四气调神大论》中也提到，冬三月要"勿扰乎阳""无泄皮肤"，意思是冬季不要去打扰阳气，而过度运动就会打扰阳气。"气随汗泄"，运动后大量地出汗也会影响阳气的收藏，尤其使肾阳受损。

孩子如果本身就偏虚弱，运动的时长和量就要把控好。尤其不要让孩子做剧烈运动。可以多给孩子安排安心宁神的活动，做广播体操、打八段锦、散散步等，孩子微微出汗就好。

即使运动量酌减了，家长也不必担心这会对身高发育有什么不好的影响。其实，尤其对小孩子来说，合适的运动绝不是让其满头大汗、精疲力竭的运动；尤其是开始收敛养藏的秋冬季节，只要孩子心率加快，身体微微发热，稍微流薄汗，15～20分钟足矣。

曾有家长询问我："《学龄前儿童（3～6岁）运动指南》建议学龄前儿童每天至少2小时户外活动，全天内身体活动时间应3小时以上，这种强度会不会过大，损耗孩子阳气？"

2小时的活动不完全是体育运动，还包括了日常活动和游戏玩耍。在游戏玩耍和体育运动中，家长要控制好时间。

我也曾见过一些案例，家长给孩子安排大量运动，孩子成年后身高并不尽如人意。除了遗传因素等原因，过度运动也会抑制孩子的身高增长。现代医学已经证实，强度过大的运动会导致人体处于缺氧状态，体内会释放大量自由基化合物，这些物质会抑制生长激素的活性，反而使孩子难长高。

还有的家长让很小的孩子长跑、打球，结果孩子的体质大不如从前，脸色明显变差，去幼儿园出现精神不好、嗜睡的表现，晚上睡前还会喊腿痛——运动量过大，能不痛吗？

某些运动，没有专业指导，孩子年龄又过小，呼吸系统、膝关节、腿部肌肉组织都可能有意外、受伤的风险。

> 提醒家长：务必要对孩子进行客观的评估，思考孩子现阶段适合哪种强度的运动。选择适合年龄的运动及运动时长，才是最重要的。

孩子运动后大量出汗，属于过量运动吗？

孩子生长发育阶段，五脏六腑还没有完全定型。过量运动，会让孩子大量出汗。不少家长苦恼，孩子稍微跑跳、玩耍一会，就满头大汗，像刚洗过澡似的；明明天气不热，孩子稍微一运动，也容易出汗多。这是怎么一回事呢？这是否意味着孩子过量运动呢？

其实，绝大多数家长认为的"出汗多"，都是正常出汗。要知道，孩子的新陈代谢比成年人快得多，出汗量也是成年人的3倍。家长在衡量孩子是否正常出汗时，总会不自觉和自己作比较，这是不太准确的。孩子运动玩耍时出汗、静止平静后止汗，睡后1～2小时出汗、后半夜止汗，这2种情况都是正常的。

如果发现孩子属于以下2种情况的不正常出汗，家长需要多注意：

| ① | 在平静、环境适宜的情况下，孩子全身或某些部位汗出过多，甚至大汗淋漓，头发如洗过的一样； |
| ② | 孩子入睡后1～2个小时出汗多，后半夜还是不停地出汗；或孩子入睡前1～2小时没出汗，后半夜出汗多，甚至大汗淋漓。 |

首先，建议家长考虑孩子的积食问题。绝大多数不正常出汗的孩子，其实都是积滞实证导致的。尤其是手脚经常出汗的孩子，家长一定要格外注意脾胃消化问题。《伤寒明理论》中记载："四肢者，诸阳之本，而胃主四肢，手足汗出者，阳明之证也。"脾主四肢，脾胃互为表里。手脚经常出汗的孩子，大多都是脾胃功能较弱的。长期积食会使脾胃虚弱，固摄能力下降，就会导致手脚大量出汗。

观察到孩子手脚心热，手心黏糊糊、汗津津，同时舌苔厚腻发白或发黄，有口气，大便、睡眠不正常，往往就是积食导致的实汗。对于实证汗证，调理方向也要从顾护消化出发。

除此之外还有虚证汗证：如果孩子在没有积食的情况下，长期不正常出汗，就要考虑虚汗问题，体虚严重、大量出汗的孩子，甚至要积极就医治疗，同时用食疗方辅助。

出汗要警惕：汗出当风

汗出当风，往往出现在孩子过量运动后，大汗淋漓，立即给扇风、吹风扇或吹风的情况。寒露过后，外界环境逐渐步入深秋，孩子运动玩耍后出了一身汗，稍不注意，就会被外界的冷风吹出病。要知道，孩子出汗时，为了排汗散热，皮肤毛孔是舒张开的。此时若立即吹风，毛孔遇冷会立即闭缩，极易把流窜于肌肤屏障周边的外邪收束入腠理。体质较弱的孩子，汗出当风时极容易外感。

因此，孩子出汗多的时候，应立即给孩子擦干汗液，随身携带小汗巾，必要时，还要及时更换干爽的衣物。还要注意，孩子兴奋出汗时，不建议在空调房里更换衣服。

出汗多会形成阴虚体质吗？

一般来说，正常出汗的孩子并不会因此形成阴虚体质。也不建议给孩子大量灌水，正确的饮水方法应该是少量、多次喝温白开，并且不要等到孩子口渴了再给水喝，要让孩子养成时不时喝水润喉的好习惯。

还可以给孩子喝盐糖水。盐糖水比温开水更能补充津液，具体做法是：在温开水中加少量盐和麦芽糖或黄糖（各一茶勺量），少量多次给孩子喝。

> 3岁以上孩子不乐意喝白开水，也可以泡一点半发酵的茶叶，比如乌龙、铁观音、大红袍、普洱等，给孩子补充津液，还能起到健胃、暖胃、温胃的作用，对宝宝的肠道消化也有益处。注意，不要选择新茶，因为新茶消泻能力比较强，刺激性比较大。

其实，运动流汗到底有害还是有益，还得辩证地看，过量流汗，确实会阳随汗泄，流汗之后不注意补充津液，确实会导致孩子阴虚火旺。

但只要按我前面说的那样来做，把孩子运动前后方方面面准备好，适量运动的流汗会带走体内很多湿气，脾胃好起来，孩子吃饭也能更香更开胃。

容易有虚火的孩子，可以加大滋阴的力度，给孩子喝一点生津的小儿酸梅汤或秋柠饮（详见第148页），更有助于水液转化为津液为己所用。

推荐食疗方 · 小儿酸梅汤

材料： 乌梅1个，麦冬10克，陈皮1克，冰糖适量。

做法： 材料下锅，加约3碗水，大火烧开后转小火煮30分钟，加少量冰糖调味即可。每周不超过3次。

功效: 开胃消食,生津止渴。

适用年龄: 2岁以上孩子,消化好、无病痛时少量多次分饮。蚕豆病可服。

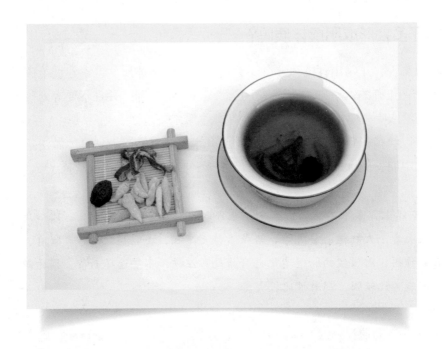

　　这类孩子往往气虚比较明显,经常一出汗看起来像洗头的孩子,日常确实要警惕高强度的运动损耗阴津。

　　有的孩子出汗多、体质较差,不注意调养,流失的不仅仅是阴津,更有"阳随汗泄"的说法,孩子也会越养越虚。对于这种情况的孩子,一定要顾护好他们的脾胃消化。脾胃是"后天之本",科学喂养、避免积食,是脾胃健运、身体气血充盈、健康的根本。

　　消化好、无病痛的时候,还可以每周2次给孩子服用太子参相关的食疗方,最简单的是5克太子参和2克陈皮泡水,孩子出汗多、容易"阴虚热气"的情况下,还可再加5克麦冬。此外,还可以用浮小麦山药茶调理孩子虚汗的情况,对于实汗也有一定缓解功效。

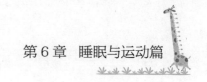

推荐食疗方·浮小麦山药茶

材料： 浮小麦15克，山药15克，山楂5克。

做法： 将浮小麦用布袋包好，与山药共煮成汤，去渣，代茶饮用。每周不超过3次。

功效： 固表止汗，健脾益气。适用于盗汗、自汗的症状。

适用年龄： 2岁以上孩子，对证、少量多次分服。蚕豆病可服。

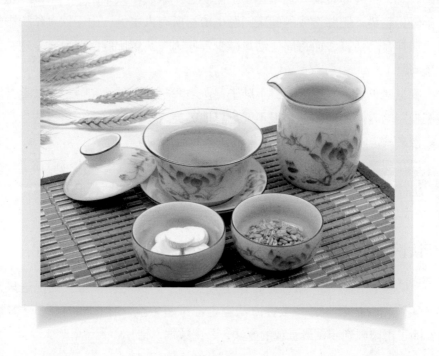

　　运动有益，确实如此。但我们也要正确认识到，运动的益处是给孩子助阳气、提高新陈代谢、促进生长发育。如果过度的运动损耗了阳气，或者让孩子出汗过多、阳随汗泄，那运动就对孩子的生长发育有害无益了，本来孩子用睡觉、晒太阳弥补了阳气，结果一过度运动，之前补的阳气就都散出去了。看来，无论是喂养还是运动，都不应揠苗助长呀！

第❿节 ❀

生长发育黄金期，可以给小胖子减肥吗？

老一辈的人经常会说："孩子白白胖胖的，将来肯定有福气！""大胖小子，养得真好！""小孩子长得胖才好！"随着健康生活和健康饮食知识的普及，"胖即是福"也不再是主流观念。拿成年人来说，"三高"正在呈年轻化趋势，肥胖造成的健康问题也值得所有人警惕。由于饮食结构中快餐、煎炸食品增多，而每周运动量减少等原因，儿童肥胖问题也是全球儿童健康问题。

我也遇见过不少虚胖的"小胖子"。当我半开玩笑地和他们说"要开始减肥啦"的时候，他们总是很不好意思地笑笑，也知道超重给自己的生活、健康带来一定困扰。孩子过重，甚至会患上2型糖尿病。

现在观察一下自家孩子，如果孩子看似"身强体壮"，比同龄孩子个头大，但体重超过标准范围，而整体看着比较虚，懒言少动，很容易累，还经常生病跑医院，那就要注意了！

认识"小胖墩"：什么是虚胖？

有的家长很纠结，自己觉得孩子有点偏胖，但老一辈家长又说这只是"结实""身体壮"，在喂养方法上也经常起争执。什么样的孩子才算胖呢？除了用肉眼判断，最直观的方法，是用数据说话！

> **儿童体重计算公式**
>
> 小于或等于6个月体重（千克）=3+0.7×月龄
>
> 7~12个月体重（千克）=7+0.5×（月龄-6）
>
> 2~12岁体重（千克）=8+2×年龄

小贴示

同一年龄小儿的体重存在个体差异，其波动范围不超过正常均值的10％，体重超过正常均值20％为肥胖症，体重下降超过正常均值的15％为营养不良。

体格结实健康的孩子，体重指标通常也在正常范围。而我们今天重点讲的"虚胖"，这类孩子身上的肉比较松软虚散，而且身体也不太好，容易乏力、疲惫、多汗。

孩子为什么会虚胖？

《素问·五脏生成》指出："脾主运化水谷之精，以生养肌肉，故主肉。"如果孩子的脾气亏虚，导致脾失健运，水湿运化失常，痰湿停聚，膏脂瘀积体内，自然就会变得肥胖。我们常说"十胖九湿"，这个"湿"指的便是痰湿。痰湿体质的孩子，一般会有以下表现：

①	面色苍白，形体偏胖；
②	肌肉不结实、松软，腹部肥满；
③	消化不好，容易积食、厌食、拉肚子；
④	嗜睡，睡着了容易有鼾声；
⑤	容易累，走两下就要家人抱；
⑥	大便稀烂、不成形；
⑦	面部皮肤油脂较多，多汗且黏；
⑧	容易患支气管炎、支气管哮喘、咳喘等；
⑨	舌有齿痕、白腻苔。

除此之外，孩子情志受损，容易引起身体的气机升降出入失常，水液运化失衡，酿生痰湿。痰湿积聚在皮下，久而久之就肥胖臃肿。同时，现代科学研究也表明，情感创伤、精神紧张等造成孩子胆小、依赖、孤僻，都是肥胖的诱因。就正如成年人的"压力型肥胖"，俗称"过劳肥"，也是这样的道理。

实际上，并不是瘦小的孩子才会体弱多病，肥胖的孩子大多数身体都很"虚"的。虽然看着胖墩墩，但身上的肌肉都是松松垮垮的，一点都不结实，顾护得不好会出现很多问题，这就是为什么我们经常说"虚胖"。

> 临床上，我见过很多胖小孩都是痰湿体质，这些孩子很容易就会出现积食，不及时消食导滞，就会容易感冒、咳喘，严重的还会发展成慢性支气管炎、支气管哮喘。久而久之，孩子的体质就会变得很差，动不动就生病，病了也很难好。

我曾见过不少身边的案例，家长对孩子"偏胖"的情况不以为然，认为等到孩子青春期，一长高，身形自然就拉长、变纤细了。现在孩子稍微有点"壮"，是在给之后青春期飞速发育囤积营养呢。

愿望是美好的，现实是残酷的。很多偏胖的孩子往往在学龄期暂时比同龄孩子看着"大块"，一旦到了青春期则被别人赶超。其中甚至有不少"小胖墩"性早熟，提前终止了青春期发育。

要清楚地认识到，肥胖带给孩子的，是百害而无一利：体内的脏腑每天超负荷地运转，再大一些后，很大概率会出现性早熟、内分泌及激素失调等症状，这对孩子来说都是不可逆、不可恢复的伤害。

孩子虚胖易病，如何"科学减肥"？

肥胖有两种：一种是脂肪细胞的数量增加，一种是体积增加。人体脂肪细胞在幼儿期大量增殖，到青春期停止。因为小时候形成脂肪细胞数量就这么多，就算长大胖了也是可以减的；相反，如果小时候肥胖，脂肪细胞数量也多，长大了以后细胞会膨胀，变得越来越胖。所以小儿肥胖危害很大，会影响一生，家长需要及时地干预。

① 培养良好的饮食习惯

饮食以清淡为主，少糖、少油、少盐。不要让孩子吃得太快，尽量细嚼慢咽。可以多吃杂粮、素菜、水果，如小米、燕麦、薏苡仁、包菜、紫菜、洋葱、枇杷、扁豆、赤小豆等。食物宜采用蒸、煮的方式烹调，适量增加蛋白质食物，如瘦肉、鱼、鸡蛋、豆类及豆制品。坚持用好我常讲的"许氏10秒消化判断法"，一旦发现有积滞的苗头就及时消食导滞、素食3天，没积滞是合理的健脾。

注意清淡饮食。尽量少吃糖果、糕点、饮料、炸鸡等肥甘厚腻之物，以及生冷寒凉的食物。控制孩子每餐7分饱。最好遵循"吃少、吃热、吃软"的原则，做到"一少二多"：

"一少"：减少摄入高脂高热量的食物，比如煎炸食物、奶油蛋糕、甜品与汽水等。

"二多"：增加高蛋白和纤维丰富的食物。高蛋白食物有豆类、蛋、奶、鱼、瘦肉等，而纤维丰富的食物有新鲜水果与蔬菜，但注意少食用偏寒凉的蔬果，把握好摄入量。

此外，肥胖的孩子脾胃功能疲弱，容易积食，家长每天要坚持"许氏10秒消化判断法"，观察孩子的睡眠、舌苔、大便、口气是否正常。顾护好孩子的脾胃消化，避免积食，这是调理好孩子体质、让孩子少生病的基础。

当孩子消化好，又没有明显外感炎症的时候，家长可以帮孩子健脾益气、化痰祛湿。一些祛湿利水的食材如海带、绿豆、冬瓜、薏米等都是偏寒凉的，不太适合痰湿质的孩子。所以，家长们可以用好陈皮这一道食材，陈皮性温，味苦、辛，归肺、脾经，能理气健脾，又能燥湿化痰。

推荐食疗方 · 五味异功散

材料： 太子参9克，白术9克，茯苓9克，炙甘草3克，陈皮2克。

做法： 材料下锅，加约2碗水，大火烧开后转小火煲取至1碗服用。每周不超过2次。

功效： 健脾理气。增强上焦肺与中焦脾的功能。

适用年龄： 3岁以上孩子，消化好、无病痛时对证、少量多次分服。蚕豆病可服。

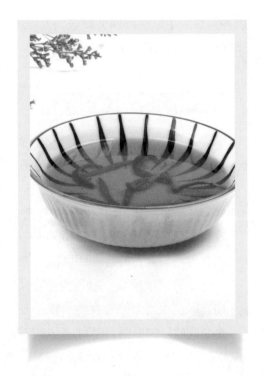

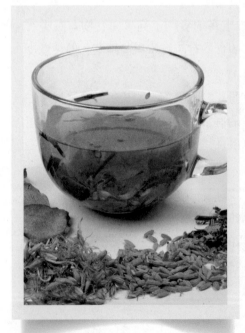

推荐食疗方 · 七运汤

材料： 谷芽10克，麦芽10克，山楂5克，陈皮2克，火炭母10克，甘草3克，土茯苓15克。

做法： 材料下锅，加约3碗水，大火烧开后转小火煲至半碗即可。可视情况连服3天左右，服用期间配合清淡饮食或素食。

功效： 健脾行气，消积燥湿，有一定攻补兼施的功效。

适用年龄： 3岁以上孩子，对证、少量多次分服。蚕豆病可服。

七运汤由七味药组成，共奏消积燥湿之功，消积行气而健运脾土，燥湿利湿而运化水湿，十分适合给痰湿体质的孩子调理体质、增强脾胃功能用。

① 保证每天适量的运动

动则生阳，动起来是提升阳气最有效的方法，脾胃的阳气提升了，有助于祛除"痰湿之邪"。推荐肥胖的孩子参加慢跑、散步、快走、骑单车、软体操、太极拳、乒乓球及游泳等运动，不要久坐，不要长时间看电视、玩游戏等。但不提倡激烈运动，因为激烈运动会增加食欲。

② 保证充足睡眠

充足睡眠可以让孩子分泌更多的生长激素，长个子的同时也能够抑制肥胖。建议学龄儿童晚上8点后不再进食、9点上床睡觉、最晚尽量不要超过10点进入睡眠状态。

③ 顾护好情志

家长要让孩子认识到肥胖的危害，不能歧视、打骂，更不能在平时的语言和行动中伤害肥胖的孩子，而是要让孩子认识到肥胖的危害，激发孩子减肥的心态，让孩子配合。具体呵护情志的方法，我们将在第7章中详细讲解。

肥胖会让孩子小小年龄，就有很多本不是这个年龄该有的病症。家长务必要记住一件事，孩子"长得胖"不等于"养得好"，一定要让孩子保持合理的饮食习惯和生活习惯，避免儿童肥胖。

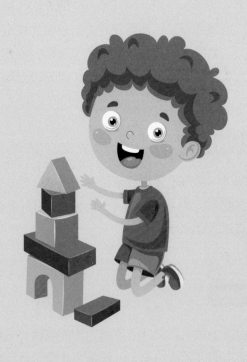

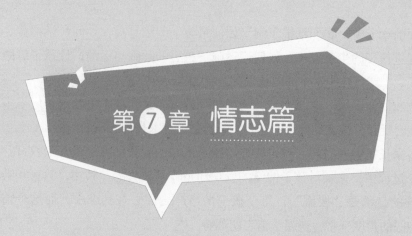

第7章 情志篇

  顾护情志，也称为"神补"，神气足的孩子，身体更通透。这意味着家长除了观察孩子的吃穿，更要多观察孩子的精神状态和心理情绪。当家长发现孩子闷闷不乐、情绪不高涨、肝气不舒时，就要有意识地替孩子疏导——长期疏忽情志呵护，孩子若发展成气郁质，会严重影响身心健康、生长发育，再调理起来也比较棘手！

第❶节 ✿

情志是什么？情志和身高有哪些关系？

前面的章节中，我们系统了解了如何帮孩子测量身高，如何科学喂养、进补，促进孩子的生长发育，如何通过呵护孩子的睡眠与运动，让孩子健康快乐成长。一些育儿中常见的助长误区，我们也一一"避雷"了。

本章我们要了解一个新内容：呵护孩子的情志，让孩子茁壮成长。很多家长可能会疑惑，情志是什么？这其实恰恰是很多家长都忽略的问题。

很多家长花很多时间，尽可能地给孩子最好的成长环境、最好的教育，但在这个过程中，家长对孩子情绪的顾护却是非常缺失的。其实，教育和喂养是一样的，都要"按需"，每个孩子情绪产生都必有其缘由，而这个情绪，从中医的角度来看，就属于情志的范畴。

情志是什么？

情志，它包含了西医学之内分泌、精神因素及神经因素等。西医用"情绪""精神""心理""神经"等来解释。事实上，它不仅是精神层面的问题，在中医系统里，对情志的理解更是非常深刻的。

我们在日常生活中，总是会对接触过的人或事产生情绪，有时候开心，有时候生气。这些情绪在中医中被总结为：喜、怒、忧、悲、思、恐、惊，又称为"七情"。七情与五脏、五行相互关联、相互制衡。也就是说，七情会影响脏腑健康；而情绪的产生，也可能与脏腑有关。

喜	在五行属火，在五脏属心；
怒	在五行属木，在五脏属肝；
忧、悲	在五行属金，在五脏属肺；
思	在五行属土，在五脏属脾；
恐、惊	在五行属水，在五脏属肾。

为什么情志呵护不当，会影响孩子生长发育？

适度的七情是正常的心理活动，如果七情失度，就会打破身体的平衡，相应地五脏运转就会受到影响。而孩子是"稚阴稚阳"，对七情的反应会更为敏感，影响也会更深远。

举个并不少见的例子，有的家长以"自己认为好"的方式养护孩子，对孩子百般呵护。实际上，孩子却是在溺爱、压抑自我发展的家庭中成长，情绪得不到健康的引导和抒发，必然会影响身体的生长发育。

为什么这么说呢？有关七情的影响，前人总结下来，发现了这样的规律：

大喜伤心： 过度喜乐，会使心气涣散。导致心悸失眠、少气无力、注意力不集中，极端情况下甚至会神志失常。

我经常提醒大家不要让孩子玩得太疯，就是因为太开心、太兴奋会干扰心神，晚上睡眠就会有问题。阳不入阴，睡得不好，脏腑运作就会紊乱，孩子抵抗力就会差。

多忧伤肺： 过度悲忧，导致肺气耗伤或宣降失常。比较常见的症状是意志消沉、精神不振、气短胸闷、乏力懒言等。

这种情况的孩子不多，但也有。有的孩子父母不在身边，或是家长陪伴较少，或是父母离异，孩子的情感需求得不到满足，就容易出现问题。

大怒伤肝： 大怒常常致使肝气上逆，甚则血随气逆。轻者面红耳赤、暴躁易怒，重者呕血、昏厥。

为什么孩子容易发脾气？孩子的想法被压制，求而不得，气堵在胸出不来，五脏的运转就会失去平衡。而我们的身体为了让五脏恢复到正常状态，就会努力去冲破这口气，爆发出来就是发脾气。但是这种方式是有代价的，它要靠肝气的爆发，所以"怒"非常伤肝。

那么，家长就要注意，不能放任孩子发脾气，也不能经常压抑孩子，从而掉入恶性循环中。

多思伤脾： 过度思虑，导致心脾气机郁滞，运化失职。可导致孩子心悸、睡不着觉、吃得少、腹胀、大便溏稀等。

家有二宝的家长要特别留意这种情况。之前有一些家庭在有了二宝后，发现大宝生病多了、性格脾气变了。很多孩子会担心爸妈没有以前爱自己，长时间思虑妈妈怎么不关心我了、不爱我了，脾的功能因此受到影响，脾一受损，各种小毛病就来了。这就是"内伤脾胃，百病由生"的道理。

多恐伤肾： 指过度恐惧，致使肾气失固，气陷于下，常见的症状如大小便失禁。

> 俗语说"吓到尿裤子"，其实放在现实中就是恐伤肾的表现。很多东西成年人觉得没什么，但是孩子会被吓到。越小的孩子，越容易受惊吓，导致肾元失守的问题。

生活中实际遇到的会更复杂，很多时候都是几种情志交织，其中最容易受损的就是心、肝、脾。情志顾护不当，既影响心理健康，又影响脏腑功能，孩子的生长发育肯定是受影响的。

也有多项研究表明，情志因素会严重影响孩子身高。如果孩子长期情绪低落、心理压力过大，大脑就会处于焦虑、紧张的状态，睡眠质量下降，体内激素分泌紊乱，会让生长素分泌减少、免疫力下降，孩子更容易生病、长不高。

因此，家长们务必要重视，对孩子的顾护千万不能忽视情志问题。

家长多跟孩子耐心沟通，要注意亲子时光的质量，尽量给孩子多些陪伴，了解孩子真正的想法，合理安排孩子每周的学习与生活，让孩子的童真尽情发挥，注意不要经常打骂和责备孩子，父母也不该在孩子面前争吵。除了指出孩子做得不好的地方，还要有耐心，教会孩子正常的处理方法并且反复练习。

要知道，孩子长得高是外在的加分项，心灵的高度和体质的好坏才是守护孩子一生的宝藏。

第 ❷ 节　✿

日常生活中的情志呵护方法

> **一提到孩子的小"心"事，很多宝爸宝妈都会和我吐苦水：** "明明已经千叮咛万嘱咐，不要做这不要做那，孩子就是不听，还和我发脾气！有时我的火腾一下就上来了！真心控制不住！""公司放假陪孩子，说实话比在公司加班还难！"

世界上没有完全一样的两片叶子，每个孩子体质特征、性格特点也不一样。不像顾护脾胃，尚且有舌苔、口气、大便、睡眠4大指标供家长参考；孩子心若有千千结，家长往往很难及时发现。等发现心理问题对孩子的生长发育造成影响了，再来看医生，很多时候只能从身体方面调整；孩子的情志问题想要得以解决，解铃还须系铃人——家长也要上心啊！

在上一节中，我们已经大致了解了情志为何物，以及情志对孩子健康、生长发育的影响。那么，日常生活中我们该如何呵护孩子的情志呢？

孩子情志失调，重点关注健康问题

孩子都是娇弱、敏感的，不仅体质不如成年人，情绪调控、表达都处于成长完善阶段，因此，孩子们更需要我们细心呵护。发现孩子发脾气，先不要立刻苛责孩子，更应该重点关注孩子的健康问题。

比如，有位家长反映，孩子只要精神不好、蔫蔫的，或哭闹一番后，没过几天肯定生病发烧。其实，这就是身体状况、脏腑病机和情志的相互影响。孩子正气不足，即将生病的时候，精神就会变差，表现出来更"娇气""不讲道理"一点；而大哭大闹，情志得不到呵护，也会降低身体免疫力，会让病邪更容易侵袭人体。

我们要认识到，情绪的表现有时也提示了孩子的健康状态。以下就是一些儿童常见的情志问题，其背后都多少反映了孩子的身体状况，家长要懂得及时干预和调理。

① 注意力不集中，睡觉说梦话，要养心安神

心主喜，喜则气散。孩子玩太兴奋，心气耗散，注意力就很难集中。心肾不交，晚上睡得也就不安稳，翻来覆去、说梦话。

这时候就要养心安神，可以给孩子喝2天小米枣仁粥，或沁芳宁颗粒剂，另外不要让孩子玩得太疯。

② 胆怯、爱哭，要养脾肺

气不足，或家长过度呵护，时间长了孩子胆子就小。而后天气血的化生主要靠的是脾，胆怯、畏缩不前的孩子大多是脾气虚的。有些典型的孩子，不仅胆小，还很容易哭，不是发脾气的哭而是怯懦的哭。

这种孩子就不仅要健脾，还要益肺。因为脾土生肺金，脾虚影响到肺虚，而肺主悲，孩子会动不动就哭。家长可以用理脾补肺方给孩子煮一些汤喝。

③ 脾气暴躁爱生气，或家教很严，要多平肝

肝主怒，肝气非常旺盛的时候，会忍不住往上冲，动辄发火。如果家教严，一个肝火旺的孩子遇到一味压制的家长，肝气就被压抑在里面。时间久了就会化热，进而生口疮或感冒发烧。

所以孩子特别爱发脾气的，或者家里管束特别严厉的，家长都要适度帮孩子平肝柔肝。日常可以多给孩子吃枸杞叶汤。另外，情绪上来的时候，要允许孩子哭一会儿，让肝气得舒。

④ 搞不清楚孩子什么问题的，就健脾益肾

肝主情志，但导致孩子肝木的问题，原因往往出在脾和肾。土虚木壅、水不涵木，肝木就会出问题。肾是"先天之本"，脾是"后天之本"，只有这两者运作正常，五脏才会调和。

无论是否先天问题，我们都可以通过后天的养护来改善。后天调和五脏，关键就看脾土。脾生化气血，又位于中间，是五脏的动力来源和枢纽。"四季脾旺不受邪"，孩子脾胃强，无论是肾、肝还是其他脏腑的问题，就都变得好解决了。

日常健脾，最主要是控制消化，消化好的时候健脾养胃，像健脾养胃方是比较适合孩子的。

呵护情志，也要分年龄阶段

孩子年龄阶段不同，自然有不同的情感需求。小婴儿需要长时间的陪伴，幼儿宝宝爱动爱玩……年龄越大，孩子也越有主见。顾护孩子的情志，不同年龄阶段的孩子，应该有不同的侧重点。

① 0～3岁的孩子

首先，要满足孩子的情感需要。婴儿期的孩子，气是最不足的，所以最缺乏安全感。家长可以通过拥抱的方式来安抚孩子，多做一些抚触帮助调和五脏。孩子入睡后，每30～60分钟家长就应该给孩子以触摸、安抚，如轻捏手脚、搓摸前囟门，让孩子知道家长就在身边，情志得到安抚而睡得踏实；孩子哭时，为了"锻炼"他而故意不理睬，是非常容易伤及情志的。

其次，不能放纵孩子养成发脾气的习惯。等到孩子学步，稍微大一些，就要注意不能过度宠溺，放任其发脾气。孩子会把"发脾气"当成工具来实现各种目的，那么就会恣意发脾气，长期发脾气对孩子肝气损伤会很大。

② 3 ~ 6岁的孩子

3~6岁是孩子情志发展的关键时期，孩子逐渐开始有了独立思考的能力，"自我"意识开始逐渐形成，要避免过度压抑孩子，要尊重孩子。

经常面对的问题是：为什么别的孩子有玩具，我没有？小伙伴去吃了麦当劳，我也要吃，孩子经常会问很多为什么。面对这类问题，家长看着是小事，但是孩子会一直压抑着，如果要求不是不能接受的，偶尔可以让孩子尝试，适度疏解，更要善于回答孩子的种种提问。

除此之外，家长们要控制自己的脾气。很多家长拿孩子没办法，就用批评、指责、打骂的方式教育孩子。孩子的内心压抑，稍大了，就会产生逆反心理。家长要控制自己，偶尔控制不住发了脾气之后一定要及时和孩子和解。

总之，顾护孩子的情志涉及生活的方方面面，希望家长在责备孩子的同时，要先考虑到是否孩子健康的问题。先找到原因，理解孩子。尤其是先天体虚的孩子，情绪会更敏感，情绪问题也会更多。在这方面，家长也要多花些心思，平时多站在孩子的角度考虑问题，很多问题就好解决了。

第❸节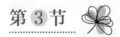

不让过重的学业压力影响孩子生长发育

某一天，有位家长给我留言："许教授，你对'鸡娃'现象怎么看？"

"鸡娃"就是父母给孩子"打鸡血"，不断地给孩子安排学习和活动，不停地让孩子去拼搏，希望通过这种方式让孩子赢在起跑线。

熟悉我的家长都知道，我反对过早给孩子报名补习班、辅导班。现在"早教英语""宝宝英语""才艺培训"等，多种多样的早教活动盛行。每当看看很多2～3岁的孩子周六日一大早就背着小书包，去上类似补习班，小朋友和家长的脸色都青黄青黄的，看起来很疲倦、很没精神，我都觉得很惋惜。

这些难得的周末时光，最应做的是家长带孩子去体验生活，享受亲子时光啊！

> **这样说，可能会有家长反驳：** "许教授，你不明白，我也想孩子有快乐无忧的童年，但现在教育资源竞争激烈，我们要是放养，就是对孩子不负责。"

而我的观点却恰恰相反：孩子7岁前，家长的重心绝对不是学业上的"弯道超车"，而是孩子的身心健康！孩子过早承受学业压力，情志必会受损，极易引发一系列的身体、心理疾病，等学龄后，甚至青春期，发现问题严重，再补救就很难了。现在很多孩子的疾病，如过敏问题、性早熟、矮小症、注意力不集中等很大可能性就是跟过早不合理的早教有关，当然，婴幼儿阶段的不合理饮食喂养，也是主要的病因。

这些给孩子报补习班的理由，在我看来都是借口

"父母之爱子，则为之计深远。"这句话出自《战国策》，成为许多家

长鞭策孩子的正当理由。以家长之名，以爱与父母之责任为名，让孩子承受这个年龄所不该承受之重。

让孩子尤其是学龄前的小宝宝上补习班的"借口"，不外乎以下几点：

● **不能吃亏**：别的家长都报，自己不给孩子补就亏了——我们前面聊到错误的补益方法，不也是类似的想法？

更让我可气又可笑的是，补习班机构行业竞争也同样白热化，不少机构为了吸引家长报班，推出各种"促销"的课程，比如：邀请多名好友，即可以极低的价格领取线上早教课。

而家长呢，抱着"占便宜"的心态，抢了一节又一节的早教课，强迫孩子越来越早地接受学业压力。至于这些早教课的学习成果，家长似乎并不十分在意，"只想让孩子提前适应学习氛围"。

这真的能让孩子提前受益吗？

在观察到很多孩子对早教课越来越抗拒，注意力难集中，出现脾气变差、厌学、长时间过度疲劳导致体质下降、情志受损后，我对此持保留意见。

● **眼光"长远"**：现在不提早给孩子补习，孩子以后考不上一流大学，如何开启成功人生？

为何不建议家长给学龄前的孩子在学业上"弯道超车"？

从生物学的角度考虑，孩子在每个生长发育时期，所接受信息，对新事物的学习能力是有限的，这和大脑的发育阶段有直接关系。

以语言发育为例，2月龄的孩子开始牙牙学语；9月龄开始，有的孩子会尝试模仿"爸爸""妈妈"等语音；等到了2岁，孩子掌握的词汇在300个左右，可以进行简单的交流。

让2月龄的宝宝开口喊"妈妈"，9月龄的孩子出口成章，这是古代奇闻轶事里才有的事。

现在有的补习班的旗号，其实就是想突破孩子学习能力的上限"天花板"，在我看来是违背孩子的生长发育规律的，也就是我们平时所讲的揠苗助长。

我曾见过一个极端案例：两位家长从孩子还是婴儿开始，就输出多国

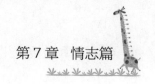

语言，孩子并没有像他们期待的那样，潜移默化地掌握中文、英语、西班牙语，4岁时语言掌握混乱，表达能力还不如2岁孩子。

> 有的家长一定会反驳我："许教授，你说的案例太极端了，我只是想我家2岁的孩子提早接触3岁孩子接触的学习知识，并没有'揠苗助长'啊！"

提早学习半年三个月，让孩子放弃过了就不再复返的快乐童年，孩子的路还很长，2岁的孩子就要开始学3岁的知识，3岁的时候想赶超5岁……孩子只会越来越辛苦，这么早就把孩子推上赛道，真的忍心吗？真的值得吗？能达到事半功倍的目的吗？

● **学校压力：**学校老师鼓励家长给孩子额外"开小灶"，家长群里全是密集的补习班信息。

我不反对孩子接触新鲜事物。

家长想让孩子对英语感兴趣，要通过吸引孩子的兴趣来做，和孩子一起看好看的英语绘本，由家长，而不是老师亲自讲述其中的故事，是更好的方法。家长陪孩子学游泳也是一样的道理。这就是我常说的家长多陪伴才是最好的早教。

这需要家长付出更多精力和心血。一对比，早教英语班似乎是个更偷懒的方法。

同理，孩子读小学后，学校老师鼓励孩子参加补习班、"开小灶"，细想一下，是不是也有点"偷懒"呢？

有的家长也和我诉苦：孩子学补习班压力大，其实家长给孩子报补习班，压力更大啊！

市面上各种名目的补习班动辄几千上万，如果重视素质教育，给孩子学乐器，学围棋，甚至学马术、击剑、花样滑冰……那真是花钱如流水。

无奈老师暗示孩子成绩要通过补习班提升，家长群鼓励一起拼团报补习班，同伴孩子互相督促有照应……实在是骑虎难下啊……

解决这类家长的苦恼，我们需要了解，孩子真正需要的补习是什么。

回归给孩子走进课堂的本质：启智、益智、陶冶情志

其实，补习班也好，兴趣班也好，本质上都是"补益方"，是想锻炼孩子的专注力，启智、益智、陶冶情志，培养孩子坚持的心性。

但是，强迫孩子做不喜欢的事，真的能让孩子集中注意力，达到启智的效果吗？也许可以——许多家长用"梅花香自苦寒来"鞭策孩子，但那真的太苦了，是抹杀孩子爱玩天性的老做法、笨做法。

真正让孩子启智、益智、陶冶情志的，是那些能激发孩子动机和兴趣的课程。

每个孩子都是独一无二的不同个体，我无法推荐一个适合所有孩子的启智课。这需要家长从生活中寻找。因为家长才是孩子最好的教师，也是最好的医生，对自己的孩子才是最熟悉和了解的。

孩子喜欢涂抹乱画？也许他天生就是个小画家。

孩子一听音乐就能跟着节奏摇头晃脑？也许他会通过学习乐器而爱上音乐。

孩子喜欢把玩具都摞起来再推倒？要不要试试市面上最近时兴的模型课？

……

你瞧，家长其实就是孩子启智的掌舵人。

但如果你本身不善于观察孩子，对孩子的兴趣发展没什么方向，人云亦云地给孩子报各种班，每天的时间都被五花八门的"杂班"排得满满的，很可能会把他原本感兴趣的事物扼杀在疲惫与倦怠中。

所以，我也提醒家长，在给孩子报班时先想想这个问题：给学龄前的小朋友报班，目的究竟是什么？是给他的人生加筹码？未来有更多职业选择的机会？

有一位妈妈对她孩子说的话使我十分动容："希望你学音乐，并非想让你以后走上音乐的道路，靠它成家立业，做知名的音乐家。音乐可以陶冶情操，希望你长大成年人后，在漫漫人生路上，还有音乐这个从小陪你到大的事物，一直在你身边鼓舞你前进。"

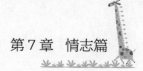

其实，持有这种观念的家长，也是给自己"松绑"。

作为掌舵人，你要充分地和养娃路上的最佳合作对象——孩子本人沟通，是否真的要报补习班？是的话，哪些补习班孩子愿意主动学，哪些班其实没必要上？最重要的是，孩子目前的身体状况，能否承受额外的课业、补习压力？这些都是家长需要去切实了解的。

尤其现在国家"双减"政策实施，全面减轻孩子们的作业负担，同时也减轻家长的校外培训负担。孩子终于不用一放假就到处找培训班补课，拖着疲惫的身体听课，这样反而能带来更高的学习效率和学习兴趣。同时，孩子还能有更多时间去培养真正感兴趣的活动，为未来的人生规划奠定好基础。

第❹节 🍀

孩子因身高自卑，家长应该怎么做？

"孩子太矮了，在班里很自卑，都没人和他玩！"不止一个家长在面诊时和我诉说孩子身高偏矮的心理烦恼，希望医生替孩子助长、解忧。类似的情形频频发生，让我不禁开始思考：如同世界上没有相同的两片叶子一样，每个孩子高矮胖瘦也各不相同。为何高个的孩子会更自信，而矮个的孩子会更自卑呢？

家长们不妨和我一起回忆，我们儿时读书时，是否会单纯因为班上某个同学偏矮、偏瘦，就对他"另眼相待"？好像没有吧。教师是否会因为孩子更高而"青睐有加"？似乎也没有。

后来我发现，小朋友因身高而产生自卑心理，来源不在孩子自己，不在身边的教师同学，而在于家长对自己或孩子身高焦虑的投射！

各位家长，不要再说孩子"矮"

自卑心理的产生，往往源自过于对自身缺点关注、焦虑。

可是，孩子生长发育稍微"落后"，身高暂时不尽如家长意，这是孩子的特质之一，如同有的孩子头发自然卷，有的孩子笑起来有酒窝一样，本来并非缺陷。孩子生而无知，心智稚气淳朴，又怎么会认为自己的身高有缺点呢？

可能出自你三天两头、频繁多次测量孩子身高时的那几声叹息？孩子懵懂，一知半解，却能敏感地捕捉到家长脸上的失望和焦虑。

可能出自你多次在幼儿园教师面前的强调："我家孩子矮、生长发育落后，教师一定要多关照！一定要让他把饭吃完！"

　　孩子是父母的最佳模仿者。家长发现孩子因为身高自卑，很可能根本原因不在身高，而在于家长本身就对孩子的身高过度关注、在意了。孩子耳濡目染下，逐渐认为个子矮是缺点。

　　个别自身身高偏矮的家长，也许经历过身高在生活、就业、婚恋等方面的"劣势"——确实不能否认身高优势的存在，他们会更加在意孩子的身高。可是，孩子尚小，身高还没定型，总是对孩子说个子矮有多不好，不仅没有任何意义，更会给孩子带来心理压力，损伤孩子的情志。

　　不仅是身高问题，孩子如果较长时期存在某些情绪困扰、情志问题，基本都源于成长的家庭环境、父母的性格还有教育的方式，家长需自我反思。没有完美的孩子，也没有完美的家长，大家都是在生活中一点点学习。

对待孩子的身高问题，应多一份洒脱

　　阿联酋某学校曾做过一个小实验：校方买来同样的两盆植物，每天均给予精心照料，唯一的不同是，一棵植物每天都会被孩子们施以语言暴力，另一棵植物每天都会被孩子们赞美。一个月后，每天被赞美的植物茁壮成长，每天被"欺负"的植物则叶子枯黄、毫无生机。

　　也许这个实验可能不够科学，但它确实能给家长们一些恰当的启发：孩子在良好的氛围下，就如同每天被赞美的植物一样，茁壮成长；相反，如果孩子总是被负面、悲观的情绪支配，有怒而不敢言，有气而不得正确地抒发，久而久之，必然会影响身体健康，又怎么能健康成长？

　　其实，我也再三宽慰各位家长，比起孩子目前暂时的身高，我们有太多可以去关注的事了。孩子的脾胃越来越好，孩子已经好几个星期没积食，孩子今天在幼儿园画了一幅画，学了一首歌……当家长以乐观积极的态度看待孩子的成长进步，孩子体质越来越好，身高"节节高"其实是水到渠成的事。

　　家长乐观，也更能让孩子养成乐观的性格。退一万步，哪怕父母双方偏矮，孩子受先天禀赋影响，确实身高略微"平庸"，那又如何呢？孩子身体健康、各项身体机能发育良好，随着孩子逐渐长大，学有所成、生活美满，拥有健康的心理和积极的人生态度，这才是家长最该关注、最应珍惜的。

结语 🍀

活泼有爱的孩子才能健康成长

孩子是懵懂的，却又是敏感的。我很赞同一句话：家庭是情绪共同体。来找我看诊的家长和小患者，家长身上如果明显焦虑，性格也比较急，孩子的情绪会偏压抑，很容易哭闹。

> 如果遇到比较急躁的家长们，尤其是在养育孩子上持不同意见的多方家长，必要时我会劝他们先出去冷静一下，"你们越急，孩子就越紧张，你们的气氛也会更紧绷；你一骂孩子，他情绪不但得不到疏解，反而火上加油，当然会哭得更凶。"

孩子越小，不但五脏六腑成而未全，心智也是稚嫩不成熟的，有时家长的无心之言、突然来家拜访的陌生友人，甚至屋外的打雷声，都可能让年龄较小的宝宝情志受损，情绪反常，甚至"吓出病来"。

是的，情志和孩子的身体健康息息相关，我们越来越强调要关注孩子的身心健康，其实心理健康和生理健康是彼此互相密切影响，不可分开的。

有一次，一个长期荨麻疹的小患者来我这里面诊治疗，我问家长："最近是不是家庭氛围不太好？"得知这对家长最近因工作上的事有所争执后，我额外给孩子开了疏肝的中药，并再三叮嘱家长用合理沟通代替争执。

"你看，孩子压力大、情绪紧张，伸出来的舌头常是细长紧绷的'小鸟舌'。你们成年人之间的失意和争执，孩子其实都知道。"

这也印证，很多反复生病，甚至有棘手慢性病的孩子，病因多少和家庭气场不好有关。

再说一个典型的病例，并非危言耸听，而是呼吁大家更重视呵护孩子的情志方面。

我曾经面诊过一个孩子，家长信奉"棍棒教育"，家里每天充斥着责骂声。只要孩子犯一点错误，都会被骂；最夸张的是吃饭问题，从一边骂孩子一边喂饭，发展到一边打孩子一边喂饭。

孩子3岁半的某一天，突然出现了行为倒退，以及爆发一系列的怪病。大小便都拉在裤子里、半夜崩溃啼哭1小时、各种奇葩睡姿、不停幻想有人要害她、突然发脾气扔东西、无法正常社交、反反复复得过敏性疾病……

这就是疏忽孩子情志的恶果！家长可以有很多更好的方式给孩子规范行为，但是"打"一定不是好方法。

养护孩子，让孩子健健康康、快高长大，家长要顾及很多，衣食住行、情志、医疗，必须全方位地合理呵护，可不能厚此薄彼。在情志呵护上，希望每个家长都能做到：

①	不对孩子吼叫打骂，火气上来先独处平复，处理好了情绪再和孩子讲道理。
②	给孩子更多有效陪伴，家庭内部少争执，营造良好的家庭氛围。
③	教导孩子为人处世时，比起命令、苛责，通过游戏、讲故事等方法进行，效果其实更好。
④	善用小儿推拿，轻柔安抚，轻声低语，在推拿的同时说些知心话，和孩子交换心里的"小秘密"，是调理体质兼呵护情志两相宜的事，也可以播放柔和的音乐或故事音频。

最后一点，也是我认为中国家长，尤其对宝爸来说，比较"难启齿"的事：

⑤	真心夸赞自己的孩子，用言语、动作肯定孩子每一次的小进步！

很多时候，对成年人而言理所当然的事，对孩子来说不亚于攀登成长路上的小高峰！第一次独立吃光碗里的饭，第一次上学不哭闹，这个时候最好的做法，当然是不吝于言语，立即夸赞孩子："宝贝，你真的好棒！"等着瞧，得到爱的鼓励的孩子，明天肯定会争取做得更好！

说完孩子的情志呵护，身为家长，也要懂得自我疏导、自我呵护。我能理解，现在的年轻家长育儿压力很大，物质条件上来了，一些"隐形"的竞争也更激烈了。所以一旦孩子身上出了一些小问题，一些家长便会很焦虑、自责，甚至有年轻的宝妈们患上抑郁症：孩子难养、难教，不知道还要"熬"多久。

家长要适当地自我疗愈，养育孩子，是和孩子一起成长，一起经历沿途的风景，可以试着纾解育儿压力：

①	承认孩子的不完美，不要苛求，孩子只要健健康康、快快乐乐就是父母最大的心愿。
②	凡是孩子都会偶尔生个小病，别自责，你不会因为孩子一次感冒就变成坏妈妈。
③	初为人母，育儿遇到困难是正常的。可以尝试想想，这种情况下可以有针对性地寻求哪些帮助呢？
④	不妨在育儿路上设立一些"小成功"目标，养娃养出幸福感、成就感。

宝爸宝妈双方也要互相体谅、良性沟通，彼此分担育儿压力。只有一个和睦、轻松、有爱的家庭，才能使孩子更茁壮成长。

家长面对孩子的身高问题、健康问题，应该秉持更平和的心态去应对。养育孩子，如同孩子学走路，先学爬，再试着蹒跚学步，哪怕期间偶尔摔倒，家长也不用太心急，几乎所有孩子都能逐渐从学步到稳步，顺利迈入人生下一阶段。

最后，希望这本书能带给你一些科学的、切实有用的育儿知识，让你做一个有底气、从容淡定的家长；也希望所有的孩子们都能健康成长、活泼有爱。